Dr. med. Ingfried Hobert

Der Vagus Code

vianova

Verlag Via Nova

Dr. med. Ingfried Hobert

Der Vagus Code

Neue Perspektiven für
Resilienz und Gelassenheit

vianova
Verlag Via Nova

Ein Hinweis an die Leserinnen und Leser:
Dieses Buch soll eine Hilfe zur Selbsthilfe geben. Es vermittelt eine Vielzahl sorgfältig recherchierter und erarbeiteter Informationen. Eine Garantie kann jedoch nicht übernommen werden. Die in diesem Buch enthaltenen Informationen und Empfehlungen stellen keinen Ersatz für eine ärztliche, psychiatrische oder psychotherapeutische Behandlung dar. Jede Anwendung der auf den folgenden Seiten dargestellten Informationen und Empfehlungen erfolgt im alleinigen Ermessen und in der alleinigen Verantwortung des Lesers. Weder der Autor noch der Verlag haften für etwaige Schäden, die vermeintlich direkt oder indirekt aus der Anwendung der im vorliegenden Buch enthaltenen Informationen entstanden sind.

---

1. Auflage 2025

Verlag Via Nova
Werner Vogel & Martin Büttner GmbH
Alte Landstr. 12, DE-36100 Petersberg
Telefon: (0661) 62973
E-Mail: info@verlag-vianova.de
Internet: www.verlag-vianova.de

Umschlaggestaltung: Guter Punkt, München
Satz: Sebastian Carl, Amerang
Druck und Verarbeitung: Appel & Klinger Druck und Medien GmbH
DE-96277 Schneckenlohe

ISBN 978-3-86616-547-2

Inhalt

Einführung

Der Vaguscode: Die leise Kraft in uns

Seit vielen Jahrzehnten bin ich auf Spurensuche. Einer Suche nach den Quellen der Kraft, der Gesundheit und des langen, erfüllten Lebens. Ich habe ferne Länder bereist, Heiler und Schamanen getroffen, habe mich durch die Wissenschaft ebenso bewegt wie durch die alten Überlieferungen der Kulturen – immer mit der gleichen Frage im Herzen: Was hilft uns Menschen wirklich, gesund und lebendig zu bleiben?

Es hat erstaunlich lange gedauert, bis ich erkannt habe, dass ein Schlüssel zu diesem Verständnis direkt in uns liegt – in einem Teil unseres Körpers, der oft übersehen wird und doch alles mit allem verbindet: unser autonomes Nervensystem. Und dort vor allem ein stiller, oft unterschätzter Teil – der Vagusnerv. Oder präziser gesagt: der vordere Ast des Vagusnervs, der soziale Vagus, der Teil, der mit unserer Herzensverbindung, unserem Mitgefühl, unserer inneren Sicherheit zu tun hat. Der Vaguscode steckt genau dort: in einem uralten inneren Mechanismus, der uns helfen kann, wieder zu uns selbst zu finden – wach, klar, verbunden.

Wenn wir lernen, diesen Teil unseres Nervensystems bewusst wahrzunehmen und zu aktivieren, gewinnen wir einen mächtigen Verbündeten. Einen inneren Freund, der uns hilft, dieses Leben auf allen Ebenen erfolgreicher zu meistern – mit mehr Leichtigkeit, Freude und Souveränität. Denn der Vagusnerv ist weit mehr als ein bloßes biologisches Organ: Er ist ein Dirigent der inneren Balance, ein Resonanzkörper für unser Leben.

Was mich besonders berührt hat: Erst spät in meinem ärztlichen und persönlichen Leben habe ich verstanden, wie sehr unser gesamtes System – Körper wie Geist – permanent nach Sicherheit sucht. Oft völlig unbewusst. Wir scannen unsere Umwelt, unsere Beziehungen, unsere Erinnerungen – immer auf der Suche nach einem Zeichen: „Bin ich hier sicher?“ Und wenn diese Sicherheit fehlt, reagiert unser System – mit Rückzug, mit Abwehr, mit Spannung, mit Krankheit.

In diesem Zustand ist es schwer, offen zu sein, sich verbunden zu fühlen oder kreativ zu handeln. Unsere Sprache, unsere Mimik, unser Verhalten – alles folgt dann oft alten, erlernten Mustern, die uns schützen sollen. Strategien, die wir schon als Kinder von unseren Eltern übernommen haben. Manche funktionieren bis heute, viele sind anstrengend, kompliziert und zehren an unserer Lebensenergie.

Aber: Wenn wir beginnen, den Vaguscode zu verstehen, verändert sich etwas Grundlegendes. Plötzlich öffnen sich Räume. Räume der inneren Ruhe, der Klarheit, des Vertrauens. Wir beginnen, mit uns selbst in Kontakt zu kommen – und von dort aus auch mit anderen. Es ist, als würde sich ein inneres Licht anschalten.

Der Vaguscode ist kein dogmatisches Konzept, sondern ein Erfahrungsweg. Ein Weg, auf dem wir entdecken dürfen, wie wir über einfache Impulse – Atem, Bewegung, Berührung, Klang, Pflanzenkraft, Stille – unser Nervensystem harmonisieren und stärken können. Er ist ein Kompass, der uns hilft, selbst inmitten von Stress und Unruhe unser inneres Gleichgewicht wiederzufinden.

Dieses Buch möchte Sie einladen, diesen inneren Kompass zu entdecken. Es ist ein liebevoller Begleiter auf Ihrem Weg zurück zu mehr Verbindung – zu sich selbst, zu Ihrem Körper, zu Ihrem Herzen. Sie werden viele praktische Übungen finden, tiefes Wissen aus modernen und traditionellen Medizinrichtungen, Inspirationen für den Alltag – und vor allem die Einladung, sich selbst als ganzes Wesen zu verstehen: mit Körper, Geist, Emotionen und Seele.

Ich wünsche Ihnen von Herzen, dass der Vaguscode Ihnen dabei hilft, die Türen zu Ihrer inneren Wachheit und Klarheit, Ihrem Herzen und Ihrer Sicherheit weit zu öffnen – und das Spiel des Lebens, in all seiner Tiefe und Schönheit, mit Freude zu feiern.

In Verbundenheit,

Ihr Ingfried Hobert

TEIL I

DER VAGUSNERV: ANATOMIE UND FUNKTION

KAPITEL 1

Das vegetative Nervensystem bestimmt unser Wohlbefinden

Bevor wir in die Magie des Vagusnervs eintauchen, ist es wichtig, das vegetative Nervensystem (auch „viszerales“ oder „autonomes“ Nervensystem genannt) besser zu verstehen.

Das vegetative Nervensystem ist die übergeordnete Schaltzentrale des Körpers. Es steuert und reguliert sämtliche Funktionen der Organe und Organsysteme, die willentlich nicht zu beeinflussen sind.

Der periphere Teil des vegetativen Nervensystems besteht im Wesentlichen aus dem *Sympathikus* und dem *Parasympathikus*.

Der Sympathikus entspringt dem Brustmark und den oberen drei Segmenten des Lendenmarks und wird deshalb auch *thorakolumbales System* genannt.

Der Parasympathikus entspringt dem Hirnstamm und dem Sakralmark und wird deshalb auch *craniosacrales System* genannt.

Im Lehrbuch *Physiologie des Menschen* von Brandes, Lang und Schmidt wird das vegetative Nervensystem folgendermaßen beschrieben:

> „Vegetative Systeme kontrollieren und koordinieren diejenigen Funktionen, die das innere Milieu des Körpers an die externen und internen Belastungen, denen der Organismus ausgesetzt ist, anpassen.“

Der ursprüngliche Sinn dieser Anpassung bzw. Regulation des vegetativen Nervensystems geht einige Jahrtausende zurück, bis in die Steinzeit. Damals stellte der Säbelzahntiger für die Menschen eine vitale Bedrohung dar.

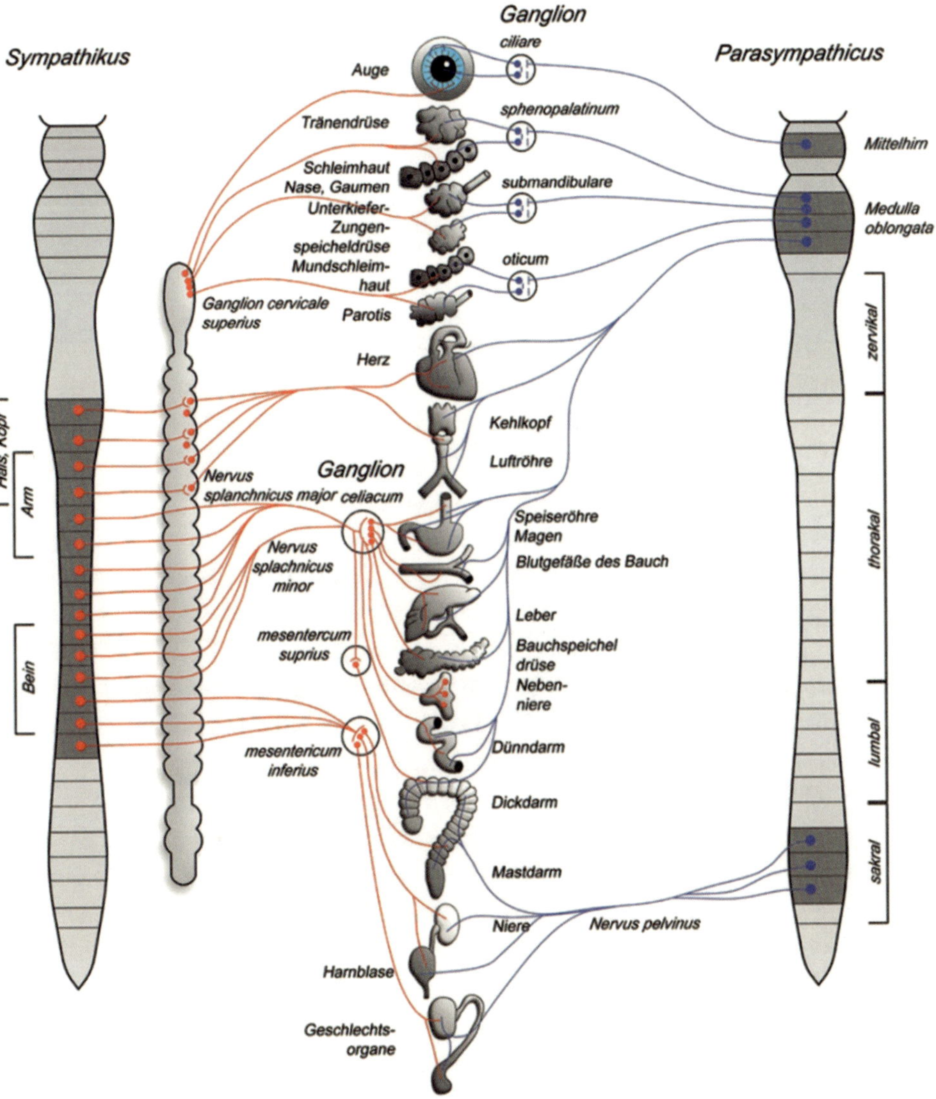

Abb. 1: Das vegetative Nervensystem mit Sympathikus und Parasympathikus

Die Aufgabe des vegetativen Nervensystems bestand darin, in Situationen der vitalen Bedrohung den Körper in Bruchteilen einer Sekunde auf Kampf oder Flucht einzustellen. Die Aktivität des parasympathischen Systems, das für Regeneration und Erholung zuständig ist, wurde bis auf das Minimum heruntergefahren und die Aktivität des sympathischen Systems, zuständig für Kampf und Flucht, wurde entsprechend hochgefahren. Energiereserven wurden mobilisiert und aktiviert, körperliche Leistungsfähigkeit und höchste Aufmerksamkeit waren erforderlich und überlebensnotwendig.

Das Herz schlug schneller, der Blutdruck wurde erhöht, die Muskeln wurden angespannt, die Pupillen erweiterten sich. Gleichzeitig wurde Glukose freigesetzt, die Gerinnungsfähigkeit des Blutes wurde für einen schnellen Wundverschluss erhöht, die Bronchien erweiterten sich.

Im Gegenzug fuhr der Parasympathikus seine Aktivität herunter und damit diejenigen Körperfunktionen, die in einer Kampf-oder-Flucht-Situation nicht benötigt wurden, wie z. B. das Verdauungssystem, die Fähigkeit zu schlafen und zu regenerieren, das Immunsystem oder die Geschlechtsorgane. Regenerations-, Selbstheilungs- und Aufbauprozesse wurden in dieser Situation nicht benötigt und somit in ihrer Funktion gedrosselt.

In diesen Kampf-oder-Flucht-Situationen, die in der Regel lediglich für Sekunden oder ein paar Minuten gegeben waren, rief der Mensch Höchstleistungen seines Körpers ab, rannte buchstäblich um sein Leben oder führte einen Kampf um Leben und Tod. Die bereitgestellte Energie wurde in kürzester Zeit abgerufen und verbraucht.

Nachdem die Gefahr durch den Säbelzahntiger gebannt war, wurde der Sympathikus in seiner Aktivität gedrosselt und der Parasympathikus entsprechend heraufgefahren. Der Fokus war nun auf den Aufbau körpereigener Reserven sowie auf Heilungs- und Regenerationsprozesse ausgerichtet. Das vegetative Nervensystem war somit in Balance und ausgeglichen.

Vitale Bedrohungen, wie sie vor vielen tausend Jahren existierten, gibt es im heutigen Zeitalter in dieser Form nicht mehr (solange es keinen Krieg gibt). Unser System reagiert aber noch genauso wie damals auf Reize, die eine Gefahr darstellen könnten. Ob es die Schritte des Chefs vor der Bürotür sind oder bereits der bloße Gedanke an ihn – der Körper reagiert heute wie damals mit eingefahrenen Mechanismen und Stressreaktionen. Ein Gedanke reicht dabei schon aus, um die Stresskaskade in Gang zu bringen.

Die Weltgesundheitsorganisation (WHO) hat Stress zum größten Gesundheitsrisiko des 21. Jahrhunderts erklärt. Stress wird von Menschen unterschiedlich wahrgenommen. Er ist meist psychoemotionaler Natur und wird mit Situationen in Verbindung gebracht, die als überfordernd, unangenehm oder anstrengend empfunden werden. Dies können der ständig steigende Leistungsdruck auf der Arbeit, Konflikte in der Familie oder mit dem Lebenspartner, Streit mit den Nachbarn, Arbeitslosigkeit, Armut, aber auch gesundheitliche Beschwerden sein.

Häufig handelt es sich dabei jedoch auch um Kleinigkeiten, die den Betroffenen in eine negative Gefühlslage versetzen: die Fliege am Frühstückstisch, die „falsch herum" hängende Toilettenpapierrolle, die Socken neben der Wäschetruhe, das Stückchen Butter, das nicht richtig angeschnitten ist, die laute Musik aus der Nachbarwohnung, die verspätete Bahn oder die alltägliche Verkehrslage auf unseren Straßen.

Alle diese Situationen erleben die meisten Menschen als unangenehm oder stressig. Das entscheidende Problem ist jedoch nicht der Stress selbst, sondern die Tatsache, dass das vegetative Nervensystem diesen Stress mit der vitalen Bedrohung von vor vielen tausend Jahren gleichsetzt. Die Konsequenz ist, dass der Körper auf eine Kampf-oder-Flucht-Situation vorbereitet wird, obwohl keine vitalen Bedrohungen vorhanden sind. Der Sympathikotonus erhöht sich und der Parasympathikotonus reduziert sich.

„Evolution ist ein ständiger Anpassungsprozess zwischen Mensch und Umwelt", sagt Erich Seifritz, Direktor der Psychiatrischen Universitätsklinik Zürich. „Aber derzeit verändert sich die Umwelt so rasant, dass unsere evolutionäre Entwicklung keine Chance hat, mitzuhalten."

Die Regulation bzw. Anpassung des vegetativen Nervensystems durch Erhöhung der sympathischen Aktivität und Reduktion der parasympathischen Aktivität hielt den Menschen vor Urzeiten mit den nachfolgenden Regulationsmechanismen am Leben:

- Der Blutdruck wurde erhöht, um die Muskulatur schnellstmöglich mit Energie zu versorgen.
- Die Blutgerinnung wurde erhöht, um bei Verletzungen die Wunden schnellstmöglich schließen zu können.

- Der Glukosestoffwechsel wurde erhöht, da Zucker zur Energieversorgung der Muskulatur benötigt wurde.
- Der Muskeltonus wurde erhöht und die Muskeln wurden angespannt, da sie für Kampf oder Flucht benötigt wurden.
- Die Geschlechtsorgane wurden in ihrer Aktivität heruntergefahren, da an Fortpflanzung in dieser Situation nicht zu denken war.
- Das Verdauungssystem wurde heruntergefahren, die Verdauungsorgane wurden weniger durchblutet, da der Fokus auf der Versorgung der für die Flucht benötigten Organe lag.

Alle diese Vorgänge im Körper sicherten den Menschen vor vielen tausend Jahren das Überleben. Wie Erich Seifritz jedoch treffend bemerkt hat, verändert sich unsere Umwelt so rasant, dass unsere evolutionäre Entwicklung nicht mithalten kann. Das heißt, dass der menschliche Organismus noch wie zu Urzeiten funktioniert – und das, obwohl die Umwelt sich völlig verändert hat.

Genau hier liegt das entscheidende Problem: Die Regulation der obersten Steuerzentrale, des vegetativen Nervensystems, ist gestört.

Regulation ist die ständige und situationsbedingte Anpassung aller Organe und Organsysteme durch das vegetative Nervensystem.

Das bedeutet, dass der Organismus mit allen Organen und Organsystemen 24 Stunden am Tag unter permanentem Einfluss des vegetativen Nervensystems steht und je nach Situation entsprechend angepasst wird. Genau genommen ist er ständig im sympathikotonen Modus bzw. in der Adrenalindominanz, da ihn die überbordenden Herausforderungen im Dauerstress binden.

Wenn die Regulation des vegetativen Nervensystems gestört ist, wird der Organismus in Stresssituationen (z. B. im Stau) auf Kampf oder Flucht vorbereitet, obwohl die entsprechende Organregulation für diese Situation gar nicht notwendig ist.

Die Bedeutung des vegetativen Nervensystems in der Entstehung chronischer Erkrankungen

Das vegetative Nervensystem (VNS) ist das wichtigste Regulations- und Steuerungsorgan für alle Organe und neurophysiologischen Systeme im menschlichen Organismus. Neben den peripheren Anteilen Sympathikus, Parasympathikus und Darmnervensystem sind eine Fülle von vegetativen Neuronen im Zentralnervensystem, im Hypothalamus und im Hirnstamm lokalisiert. Dieses Netzwerk übt eine präzise Kontrolle der Körperfunktionen aus und sorgt dafür, dass hochentwickelte biologische Systeme extrem anpassungs- und leistungsfähig sind. Seine Bedeutung wird offensichtlich, wenn die Regulation unter krankhaften Bedingungen oder bei Überbeanspruchung versagt.

Leider wird das vegetative Nervensystem in der konventionellen Medizin nicht berücksichtigt, da im Allgemeinen nur Symptome, aber keine Ursachen behandelt werden. Die VNS-Analyse ermöglicht eine präzise Statusbeurteilung des vegetativen Nervensystems und erkennt sich anbahnende Störungen, lange bevor eine klinische Symptomatik entsteht.

Betrachtet man den Aufbau und die Funktion des vegetativen Nervensystems, wird deutlich, dass alle relevanten chronischen Erkrankungen die Folgen einer fortgesetzten Überbeanspruchung und Verletzung der vegetativen Strukturen sind. Wenn das physiologische Wechselspiel zwischen Sympathikus und Parasympathikus zugunsten eines permanenten Sympathikotonus verschoben ist, wird aus der sinnvollen, kurzfristigen sympathikotonen Adaptation eine pathologische, chronische Maladaptation, die je nach genetischer und epigenetischer Konstellation zu einer chronischen Krankheit führt.

Was bedeutet ein fortgesetzter Sympathikotonus?

Ein dauerhaft überaktiver Sympathikus (Sympathikotonus) kann weitreichende Auswirkungen auf den Körper haben. Am Herzen führt er beispielsweise zu erhöhtem Blutdruck und einer schnelleren Herzfrequenz. Gleichzeitig wird ein wichtiger Regelmechanismus, der sogenannte Baroreflex, geschädigt. Dieser Regelkreis, der vom Vagusnerv gesteuert wird, ist lebenswichtig für das Herz. Ist er gestört, kann dies schlimmstenfalls zu plötzlichem Herztod führen. Langfristig können durch anhaltend hohen Blutdruck (Hypertonie) bekannte Folgeerkrankungen entstehen.

Ein dauernder Sympathikusreiz schädigt jedoch nicht nur die Blutgefäße durch Verengung (Vasokonstriktion), sondern fördert auch chronische Entzündungen. Dies trägt zur Entstehung von Arteriosklerose (Gefäßverkalkung) und Durchblutungsstörungen bei.

Bei Diabetikern wird der Sympathikotonus zusätzlich problematisch: Er schädigt Nervenbahnen, was zur sogenannten diabetischen Neuropathie führt. Außerdem erhöht der Sympathikus die Zuckerproduktion im Körper (Gluconeogenese) und hemmt die Freisetzung von Insulin. Gleichzeitig wird die Fettverbrennung blockiert, was den Stoffwechsel zusätzlich belastet und die Probleme bei Diabetes verstärkt.

Auch andere Körperfunktionen leiden unter einem gestörten Gleichgewicht zwischen Sympathikus und Parasympathikus. Zum Beispiel ist für eine gesunde Durchblutung der Genitalien eine Aktivierung des Parasympathikus nötig. Ist dieser gestört, kann das bei Männern zu Erektionsstörungen und bei Frauen zu ähnlichen Durchblutungsproblemen führen.

Der Sympathikus steigert normalerweise die Muskelspannung, um kurzfristig mehr Kraft bereitzustellen. Fehlt jedoch die ausgleichende Wirkung des Parasympathikus, können chronische Muskelverspannungen und Schmerzen entstehen.

Ein dauerhafter Sympathikotonus schädigt auch das Immunsystem. Anfangs kann die Freisetzung von Stresshormonen (z. B. Cortisol) die Abwehr kurzfristig dämpfen, doch auf lange Sicht wird das Immunsystem geschwächt. Dies erhöht die Anfälligkeit für Infekte und stört die Immunregulation. Zusätzlich werden Entzündungsstoffe (Zytokine) freigesetzt, die Herz, Gefäße und andere Organe schädigen können.

Auf neurochemischer Ebene blockiert chronischer Stress die Produktion von Serotonin und Melatonin – wichtige Stoffe für Wohlbefinden und Schlaf. Stattdessen entstehen schädliche Stoffwechselprodukte wie Kynurenin, das sogar als Risikomarker für Herz-Kreislauf-Erkrankungen gilt.

Zusammengefasst spielt eine Dysregulation des vegetativen Nervensystems eine zentrale Rolle bei der Entstehung vieler chronischer Krankheiten. Daher sollte die Analyse des vegetativen Nervensystems ein wichtiger Bestandteil der medizinischen Diagnostik sein.

Die Folgen der Missachtung dieses Systems durch die konventionelle Medizin kann man täglich in der Praxis erleben und in der Statistik an der permanenten Zunahme chronischer Erkrankungen ablesen.

KAPITEL 2

Der Vagusnerv als Dirigent des Orchesters der Selbstregulation

Der Vagusnerv, auch als „Wandernerv" bekannt, ist nicht nur irgendein Nervenstrang in unserem Körper. Er ist eine Art Vermittler zwischen den Organen und unserem Gehirn und sorgt dafür, dass der Körper im Einklang funktioniert. Man könnte sagen, dass der Vagusnerv wie ein Dirigent agiert, der die verschiedenen Systeme des Körpers harmonisch aufeinander abstimmt und so zur Selbstregulation beiträgt.

Die Funktion des Vagusnervs und sein Einfluss auf die Selbstregulation

Der Vagusnerv entspringt im Hirnstamm und durchzieht den Körper, indem er sich vom Hals über die Brust bis in den Bauchraum erstreckt und dabei eine Vielzahl lebenswichtiger Organe wie Herz, Lunge, Darm und Leber erreicht.

Durch diese Vernetzung hat der Vagusnerv maßgeblichen Einfluss auf die Selbstregulation des Körpers. Diese Selbstregulation ist eine komplexe, automatische Anpassung der inneren Prozesse, die uns hilft, Stabilität in unserem Körper zu bewahren.

Der Vagusnerv fungiert hierbei als Bindeglied, das eine ständige Rückkopplung zwischen Gehirn und Körper gewährleistet. Er reguliert die Geschwindigkeit, mit der das Herz schlägt, die Tiefe der Atemzüge und die Art und Weise, wie unser Verdauungssystem arbeitet.

Wenn Sie sich entspannt und sicher fühlen, sorgt der Vagusnerv für eine langsame und gleichmäßige Herzfrequenz, eine tiefe, ruhige Atmung und eine optimale Verdauung.

Gerät der Körper unter Stress, kann der Vagusnerv ebenfalls eine beruhigende Wirkung ausüben und die Aktivität des sympathischen Nervensystems, das auf Flucht oder Kampf programmiert ist, ausgleichen. Er unterstützt den Übergang in den Ruhemodus und hilft dem Körper, sich zu regenerieren.

Die Vernetzung zwischen Gehirn und Organen: Ein Kommunikationsnetzwerk

Stellen Sie sich den Vagusnerv als ein Kommunikationsnetzwerk vor, das ständig Nachrichten zwischen dem Gehirn und den wichtigsten Organen des Körpers sendet und empfängt. Dies umfasst das Herz, die Lunge, den Darm und die Leber.

Über dieses Netzwerk werden Signale gesendet, die die Funktion dieser Organe überwachen und anpassen, um eine Balance zu gewährleisten. Ist der Vagusnerv aktiv, so sinkt die Herzfrequenz, die Atemfrequenz wird ruhiger und das Verdauungssystem arbeitet effizienter.

Interessanterweise ist die Kommunikation über den Vagusnerv bidirektional: Informationen fließen nicht nur vom Gehirn zu den Organen, sondern auch umgekehrt. Dies bedeutet, dass das Gehirn nicht nur Befehle an den Körper sendet, sondern auch Feedback von den Organen erhält, das ihm ermöglicht, flexibel auf die Bedürfnisse des Körpers zu reagieren. Diese Rückkopplungsschleife sorgt dafür, dass das Gehirn ständig über den aktuellen Zustand der Organe informiert ist und dementsprechend Anpassungen vornehmen kann.

Die Bedeutung dieser Rückkopplung wird besonders im Darm deutlich, der nicht selten als „das zweite Gehirn" bezeichnet wird. Der Vagusnerv spielt eine entscheidende Rolle bei der Kommunikation zwischen dem Gehirn und den Mikroorganismen im Darm, die unsere Verdauung, das Immunsystem und sogar unsere Stimmung beeinflussen können. Studien haben gezeigt, dass eine Stimulation des Vagusnervs helfen kann, Entzündungen zu lindern und das Immunsystem zu stärken.

Der Vagusnerv und die Aufrechterhaltung der Homöostase

Homöostase bezeichnet das Gleichgewicht der Körperfunktionen, das unser Wohlbefinden und unsere Gesundheit aufrechterhält. Der Vagusnerv ist hier ein Schlüsselakteur, da er ständig die inneren Zustände des Körpers überwacht und anpasst. Durch das fein abgestimmte Wechselspiel zwischen Aktivierung und Entspannung kann der Vagusnerv die notwendigen Anpassungen vornehmen, um die Balance zu bewahren.

Die Homöostase wird in stressigen Situationen oft gestört, wenn der Körper in den „Kampf-oder-Flucht"-Modus wechselt und der Sympathikus übernimmt. In solchen Momenten erhöht sich die Herzfrequenz, die Atmung beschleunigt sich und die Verdauung wird unterbrochen, da der Körper alle Energie auf das Überleben richtet. Der Vagusnerv hilft, das Gleichgewicht wiederherzustellen, indem er nach der Gefahr die Entspannungsreaktion des Körpers aktiviert und so den Rückweg zur Homöostase ebnet.

Die Rolle des Vagusnervs in der Selbstregulation: Ein Weg zur Heilung

Die Selbstregulation des Körpers hängt in hohem Maße von der Fähigkeit ab, den Wechsel zwischen Anspannung und Entspannung selbstständig zu steuern. Der Vagusnerv fungiert dabei als Tor zur inneren Heilung, indem er das Gleichgewicht zwischen Aktivierung und Beruhigung reguliert.

Durch die Stimulation des Vagusnervs können Sie Ihrem Körper helfen, schneller in einen Zustand der Entspannung zurückzukehren und Stress abzubauen. Dies ist eine der grundlegenden Funktionen, durch die der Vagusnerv als Selbstregulator wirkt und es dem Körper ermöglicht, sich zu regenerieren und zu heilen.

Der Vagusnerv macht es möglich, dass der Körper nicht in einem dauerhaften Zustand der Anspannung verharrt, sondern in den Zustand der Erholung zurückfindet. Dies ist besonders wichtig in unserer modernen, oft hektischen Welt, in der viele Menschen chronisch gestresst sind. Wenn der Vagusnerv gut funktioniert, ist der Körper in der Lage, Herausforderungen besser zu meistern und schneller zu einem entspannten Zustand zurückzukehren.

Der Vagusnerv als Dirigent des Orchesters der Selbstheilung

Sie können sich den Vagusnerv als Dirigenten eines komplexen Orchesters vorstellen, das aus Herz, Lunge, Darm und anderen Organen besteht. Der Vagusnerv sorgt dafür, dass jedes Organ harmonisch mit den anderen Organen zusammenspielt und dadurch ein Gesamtwerk entsteht, das den Körper stabil und gesund hält. Seine Signale bringen das „Orchester" des Körpers in Einklang und fördern so eine Umgebung, in der Heilung und Wohlbefinden gedeihen können.

Die Aktivierung des Vagusnervs unterstützt die Fähigkeit des Körpers zur Selbstheilung. Von der Regulierung der Verdauung bis zur Beruhigung des Herzens und zur Atmung – der Vagusnerv ist eine zentrale Kraft, die unser Wohlbefinden und unsere Gesundheit maßgeblich beeinflusst.

Nutzen Sie die Kraft dieses Nervs, indem Sie Ihrem Körper Gelegenheiten zur Ruhe und Entspannung geben – sei es durch tiefe Atmung, Meditation oder achtsame Bewegung. So kann der Vagusnerv seine Aufgabe als Dirigent des Körpers bestmöglich erfüllen und Ihnen ein Leben in Balance und Wohlbefinden ermöglichen.

KAPITEL 3

Der parasympathische Modus und Entspannung: Der Schlüssel zur Heilung durch den Vagusnerv

Der Vagusnerv, unser zentrales Bindeglied zwischen Körper und Geist, hat eine erstaunliche Fähigkeit: Er kann den Körper gezielt in einen Zustand der tiefen Entspannung und Regeneration versetzen – den sogenannten „Ruhe-und-Verdauung"-Modus des parasympathischen Nervensystems.

Dieser Zustand ist das Gegenstück zum stressgeprägten „Kampf-oder-Flucht"-Modus des sympathischen Nervensystems und ist unerlässlich für körperliche und emotionale Heilung. Der Vagusnerv gibt also nicht nur Signale, um Stress zu regulieren, sondern öffnet auch die Tore zur Regeneration und inneren Ruhe.

Die Aktivierung des „Ruhe-und-Verdauung"-Zustandes

Wenn der Vagusnerv aktiviert ist, vermittelt er dem Körper das Gefühl von Sicherheit. In diesem Zustand werden Herz- und Atemfrequenz gesenkt und die Verdauung wird angeregt – das Gegenteil dessen, was bei Gefahr passiert, wenn der Körper alle Energie auf das Überleben konzentriert.

Die Aktivierung des „Ruhe-und-Verdauung"-Zustandes ist entscheidend, damit der Körper wieder in einen Zustand der Entspannung zurückkehren kann. Hierbei handelt es sich um einen Zustand, in dem der Körper sich selbst auf natürliche Weise regenerieren und Heilungsvorgänge in Gang setzen kann.

Sie können diesen Zustand bewusst fördern, indem Sie Techniken wie tiefe Bauchatmung, Meditation oder sanfte, bewusste Bewegung anwenden. Sobald der Vagusnerv aktiviert ist, werden nicht nur stressbedingte Symptome reduziert, sondern der Körper kann auch in die Tiefe entspannen und sich erholen.

Förderung von Entspannung und Regeneration

Die Fähigkeit zur Entspannung ist kein passiver Zustand, sondern ein aktiver Prozess, der durch den Vagusnerv unterstützt wird. Wenn der Vagusnerv in Aktion tritt, erhöht sich der Tonus des parasympathischen Systems, wodurch die Produktion von Enzymen und Hormonen angeregt wird, die für die Verdauung und die Zellregeneration wichtig sind. Die Atemfrequenz verlangsamt sich und der Blutdruck sinkt. Diese Prozesse schaffen die perfekte Umgebung für den Körper, um sich zu erholen und neue Energie zu schöpfen.

Eine regelmäßige Aktivierung dieses Entspannungsmodus ist in der heutigen Welt besonders wichtig, da wir oft einer konstanten Reizüberflutung ausgesetzt sind. Der Vagusnerv hilft, die physiologischen Auswirkungen dieses Dauerstresses zu mildern und die nötigen Bedingungen für eine tiefe Erholung zu schaffen. In diesem Zustand können Heilungsprozesse eingeleitet werden, die unerlässlich sind, um langfristig gesund und widerstandsfähig zu bleiben.

Der Vagusnerv und die Unterstützung von Heilungsprozessen

Ein gesunder und gut funktionierender Vagusnerv kann den Körper aktiv bei der Heilung unterstützen.

Im parasympathischen Zustand ist der Körper auf „Schutz und Pflege" ausgerichtet: Die Zellen regenerieren sich, entzündungshemmende Prozesse werden angeregt und das Immunsystem kann seine Arbeit effektiv ausführen. Dieser Zustand ist ideal, um Heilung zu bewirken, da er es dem Körper ermöglicht, sich von den Strapazen des Alltags zu erholen.

Forscher haben herausgefunden, dass eine gezielte Aktivierung des Vagusnervs die Wundheilung beschleunigen, entzündliche Prozesse reduzieren und das Immunsystem stärken kann. Durch Techniken wie Atemübungen oder sanfte Massagen entlang des Nackens und Halses lässt sich dieser heilsame Zustand fördern. Das parasympathische Nervensystem stellt sicher, dass der Körper die nötige Ruhe erhält, um auf Zellebene regenerieren zu können.

Emotionale Reaktionen über den Vagusnerv steuern

Der Vagusnerv ist nicht nur für die körperliche, sondern auch für die emotionale Regulation von zentraler Bedeutung. Emotionale Reaktionen sind eng mit der körperlichen Verfassung verknüpft und durch die Aktivierung des Vagusnervs lassen sich Gefühle sowohl der Ruhe als auch der Gelassenheit fördern.

Der Vagusnerv beeinflusst die Produktion von Neurotransmittern, die unsere Stimmung und Stressresistenz steuern, und trägt so dazu bei, negative Emotionen zu mindern und positive Gefühle zu verstärken.

Sie können lernen, durch die Aktivierung des Vagusnervs gezielt Stressgefühle zu reduzieren und sich innerlich zu beruhigen. Dies ermöglicht eine emotionale Stabilität, die nicht nur die Stimmung hebt, sondern auch das Selbstvertrauen und die Resilienz stärkt. Mit einem gut regulierten Vagusnerv ist es leichter, sich auch in emotional herausfordernden Situationen auf das Gefühl der inneren Ruhe zu konzentrieren.

Herz, Atmung und Gefühle in Einklang bringen

Das Herz, die Atmung und unsere Gefühle sind über den Vagusnerv eng miteinander verbunden.

Die Herzfrequenzvariabilität, also die Fähigkeit des Herzens, sich an wechselnde Anforderungen anzupassen, ist ein Indikator für die Gesundheit des Vagusnervs. Eine hohe Herzfrequenzvariabilität deutet darauf hin, dass der Vagusnerv gut funktioniert und dass das Herz flexibel auf emotionale und physische Anforderungen reagieren kann. Mehr zur Herzfrequenzvariabilität erfahren Sie in den nachfolgenden Kapiteln.

Durch eine tiefe, bewusste Atmung lässt sich der Vagusnerv stimulieren, was die Herzfrequenz verlangsamt und den Körper beruhigt. Dies ist besonders in stressigen Momenten hilfreich, um das Gleichgewicht wiederzufinden. Ein ausgeglichener Vagusnerv verbindet Herz und Atem in einem harmonischen Rhythmus und bringt damit auch die Gefühle ins Gleichgewicht. So können Sie sich auf eine natürliche Weise entspannen und das innere Gefühl von Sicherheit und Stabilität fördern.

Sicherheit als Voraussetzung für emotionale Heilung

Echte Heilung, sei es auf körperlicher oder emotionaler Ebene, benötigt ein Gefühl von Sicherheit.

Der Vagusnerv spielt hier eine zentrale Rolle, da er unser Sicherheitsgefühl auf einer tiefen biologischen Ebene verankert. Ist der Vagusnerv aktiv, sendet er Signale, die eine Neurozeption der Sicherheit fördern – ein Begriff, der beschreibt, wie der Körper unbewusst wahrnimmt, dass er sich in einem sicheren Zustand befindet. Diese innere Sicherheit ist die Grundlage für jede Form der Heilung.

Wenn Sie Ihrem Körper die Möglichkeit geben, sich sicher zu fühlen, kann der Vagusnerv seine volle Wirkung entfalten und Heilungsprozesse aktiv unterstützen. Sicherheit bedeutet, dass der Körper sich nicht im Überlebensmodus befindet, sondern entspannt ist und sich öffnen kann – sowohl für körperliche als auch für emotionale Erholung.

Wie der Vagusnerv die Heilungsprozesse unterstützt

Der Vagusnerv wirkt im parasympathischen Zustand wie ein natürlicher Heiler. Er reguliert die Funktionen des Körpers nämlich so, dass eine optimale Umgebung für die Heilung geschaffen wird. Dies umfasst die Entlastung des Herzens, die Unterstützung der Atmung, die Förderung der Verdauung und die Stärkung des Immunsystems. Auch das emotionale Wohlbefinden profitiert, da der Vagusnerv es dem Körper ermöglicht, negative Reize abzuwehren und sich auf positive Emotionen zu konzentrieren.

Das Bewusstsein für den Vagusnerv und seine zentrale Rolle im „Ruhe-und-Verdauung"-Modus eröffnet Wege, aktiv zur eigenen Heilung beizutragen. Ob durch Atemübungen, entspannende Musik, Meditation oder einfach eine entspannte Haltung – alle diese Techniken können den Vagusnerv anregen und so einen Zustand der inneren Ruhe und Regeneration fördern.

KAPITEL 4

Die Polyvagal-Theorie: Einblicke und Anwendungen für den Alltag

Die Polyvagal-Theorie bietet ein faszinierendes Modell, um das menschliche Nervensystem zu verstehen und die Rolle des Vagusnervs bei der Regulierung unserer emotionalen und physiologischen Zustände zu begreifen.

In meiner Praxis stelle ich immer wieder fest, dass die Polyvagal-Gesetze eine zentrale Rolle dabei spielen, wie unser Körper auf die Herausforderungen des Lebens reagiert. Diese Gesetze helfen uns zu verstehen, wie unser Nervensystem – und insbesondere der Vagusnerv – dynamisch auf Stress, soziale Interaktionen und das Gefühl von Sicherheit reagiert. Der Vagusnerv ist das zentrale Element im Vaguscode, das uns dabei unterstützt, unser inneres Gleichgewicht zu finden und in stressigen Situationen Ruhe zu bewahren.

Die Polyvagal-Gesetze wurden von Dr. Stephen W. Porges formuliert. Sie bieten eine wissenschaftlich fundierte Erklärung dafür, wie unser vegetatives Nervensystem die sozialen und emotionalen Herausforderungen unseres Lebens beeinflusst und wie wir sie meistern können. Was mir dabei besonders auffällt, ist die Bedeutung des Vagusnervs für die Regulierung unseres Wohlbefindens und die Fähigkeit, in sozialen Situationen Sicherheit zu empfinden.

Ein zentraler Aspekt dieser Theorie sind die unterschiedlichen Funktionen des ventralen und des dorsalen Vaguszweiges, die uns entweder in soziale Interaktion und Entspannung oder in Rückzug und Erstarrung führen. Der Vagusnerv und speziell seine beiden Äste bilden das Rückgrat dieser Theorie und erklären, wie wir in herausfordernden Situationen Sicherheit finden oder uns in Schutz zurückziehen können.

Die Bedeutung der Vaguszweige

Die Polyvagal-Theorie basiert auf der Idee, dass unser autonomes Nervensystem hierarchisch aufgebaut ist und in drei Hauptzustände unterteilt werden kann: den Zustand sozialer Verbundenheit, den „Kampf-oder-Flucht"-Zustand und den Zustand der Erstarrung.

Der Vagusnerv spielt dabei eine zentrale Rolle. Er ist in zwei Hauptäste aufgeteilt: den ventralen und den dorsalen Zweig.

1. **Der ventrale Vaguszweig:** Dieser Zweig ist entscheidend für unser Gefühl von Sicherheit und unsere Fähigkeit zur sozialen Interaktion. Wenn er aktiviert ist, fühlen wir uns ruhig, sicher und in der Lage, Kontakt zu anderen Menschen aufzunehmen. Ein aktiver ventraler Vagus unterstützt die Entspannung und fördert die Erholung. Er ist damit der Zweig, der das „System für soziales Engagement" (engl.: social engagement system; SES) steuert und es uns ermöglicht, mit unserer Umwelt in einer entspannten und offenen Weise zu interagieren.
2. **Der dorsale Vaguszweig:** Im Gegensatz dazu steht der dorsale Zweig, der den Rückzug und die Erstarrung einleitet. Bei intensiven oder lang anhaltenden Bedrohungen, die wir nicht bewältigen können, aktiviert der dorsale Vagus den Körper so, dass wir in eine Art Schutzmodus eintreten. In diesem Zustand ziehen wir uns zurück, schalten emotional ab und befinden uns oft in einem Gefühl der Leere oder Hilflosigkeit. Die Aktivierung dieses Zweiges ist evolutionär betrachtet ein letzter Schutzmechanismus, der es uns erlaubt, in kritischen Momenten Energie zu sparen und zu überleben.

Die Rolle des autonomen Nervensystems und defensives Verhalten

Ich beobachte in meiner Praxis oft, dass der Zustand unseres autonomen Nervensystems bestimmt, wie wir auf Bedrohungen und Stress reagieren.

Grundsätzlich gibt es zwei primäre Verteidigungssysteme: Kampf oder Flucht und Immobilisierung (hierzu im folgenden Kapitel mehr). Wenn wir mit Bedrohungen konfrontiert sind, aktiviert unser sympathisches

Nervensystem die „Kampf-oder-Flucht“-Reaktion. Diese Reaktion erfordert viel Energie und mobilisiert unsere Ressourcen, um die Bedrohung abzuwehren.

Was ich jedoch immer wieder sehe, ist, dass Menschen auch in den Immobilisierungsmodus verfallen können, wenn die Bedrohung zu groß ist. Dieser Zustand, der durch den Vagusnerv reguliert wird, führt zu einer „Abschaltung“, bei der der Körper in eine Art Starre oder Ohnmacht verfällt. Dies geschieht oft unbewusst, ist aber eine tief in uns verankerte Überlebensstrategie.

Die Polyvagal-Gesetze helfen uns zu verstehen, wie diese Reaktionen entstehen und wie wir den Vaguscode nutzen können, um diese Zustände besser zu regulieren.

Die Evolution des sozialen Interaktionssystems

Ein faszinierender Aspekt, den ich in meiner Arbeit immer wieder beobachte, ist die Rolle des Vagusnervs in der sozialen Interaktion. Der Vagusnerv spielt eine zentrale Rolle dabei, wie wir mit anderen Menschen in Kontakt treten. Über Jahrmillionen hat sich unser Nervensystem so entwickelt, dass wir durch Gesichtsausdrücke, Stimme und Körpersprache Signale der Sicherheit oder der Bedrohung senden und empfangen.

Ich stelle fest, dass Menschen mit einem gut regulierten Vagusnerv besser in der Lage sind, soziale Verbindungen aufzubauen und aufrechtzuerhalten.

Dieses soziale Interaktionssystem, das durch die ventralen Bahnen des Vagusnervs reguliert wird, ermöglicht es uns, uns sicher zu fühlen und in Beziehungen ruhig und präsent zu sein. Der Vaguscode kann uns dabei helfen, diese Mechanismen zu stärken und eine tiefere Verbindung zu anderen Menschen aufzubauen.

Die wichtigsten Prinzipien der Polyvagal-Gesetze

Prinzip 1: Der autonome Zustand als Schlüsselvariable

In meiner Praxis stelle ich fest, dass der Zustand des autonomen Nervensystems eine entscheidende Rolle dabei spielt, wie wir die Welt um uns herum wahrnehmen. Je nachdem, ob wir uns in einem Zustand der Ruhe oder der

Bedrohung befinden, reagieren wir unterschiedlich auf unsere Umwelt. Diese Veränderungen geschehen oft unbewusst, beeinflussen jedoch stark unsere Emotionen, unser Verhalten und sogar unsere körperliche Gesundheit.

Prinzip 2: Die Vagusbremse

Ich beobachte immer wieder, wie die sogenannte „Vagusbremse" funktioniert. Sie hilft uns dabei, unseren Körper in stressigen Situationen zu beruhigen, und verhindert, dass wir in übermäßige Aktivierung oder Panik verfallen. Wenn die Vagusbremse aktiv ist, wird der Vagusnerv stimuliert und unser Körper beruhigt sich. Dies ist eine zentrale Funktion im Vaguscode, die es uns ermöglicht, unsere Reaktionen zu steuern und in herausfordernden Momenten ruhig zu bleiben.

Prinzip 3: Die Hierarchie der autonomen Reaktionen

Bei der Arbeit mit meinen Patienten fällt mir auf, dass unser Nervensystem hierarchisch reagiert. Zuerst versuchen wir, über soziale Interaktionen Sicherheit zu finden. Wenn das nicht funktioniert, schaltet unser Nervensystem auf Kampf oder Flucht um. Wenn auch das scheitert, fällt der Körper in die Immobilisierung.

Der Vaguscode hilft uns, diesen Prozess besser zu verstehen und frühzeitig einzugreifen, bevor es zu einer kompletten Abschaltung kommt.

Prinzip 4: Neurozeption – die unbewusste Wahrnehmung von Sicherheit und Gefahr

Neurozeption ist ein weiteres Konzept, das ich in meiner Praxis häufig erlebe. Unser Körper erkennt unbewusst Signale von Sicherheit oder Gefahr, noch bevor wir sie bewusst wahrnehmen.

Das erklärt, warum wir uns in bestimmten sozialen Situationen manchmal unwohl fühlen, ohne genau zu wissen, warum das so ist. Der Vaguscode hilft uns, diese Signale besser zu interpretieren und gezielt mit ihnen zu arbeiten.

Prinzip 5: Einzigartige evolutionäre Anpassungen

Ich stelle fest, dass unser soziales Nervensystem einzigartig ist. Es hat sich im Laufe der Evolution so entwickelt, dass es uns möglich ist, in komplexen sozialen Umfeldern zu agieren.

Der Vagusnerv spielt dabei eine zentrale Rolle, indem er uns hilft, uns auf andere Menschen einzustellen und auf subtile Signale zu reagieren. Dieses System ermöglicht es uns, Vertrauen aufzubauen und soziale Bindungen zu stärken.

Alltagsrelevanz: Sicherheitsgefühl und Rückzug

Ein zentrales Konzept der Polyvagal-Theorie ist das „Sicherheitsgefühl", das durch den ventralen Vagus vermittelt wird.

Unser Nervensystem ist ständig auf der Suche nach Anzeichen von Sicherheit oder Gefahr – ein Prozess, den Stephen Porges als „Neurozeption" bezeichnet. Durch diese unbewusste Überprüfung der Umwelt entscheiden wir, ob wir uns sicher genug fühlen, um offen und kontaktfreudig zu sein, oder ob wir in einen Verteidigungsmodus wechseln müssen.

Das Wissen um diese Mechanismen kann uns helfen, bewusster mit unseren eigenen Reaktionen auf stressige oder angespannte Situationen umzugehen. Wenn wir uns zum Beispiel in einer sozialen Interaktion gestresst oder zurückhaltend fühlen, könnte das ein Hinweis darauf sein, dass unser Nervensystem diese Situation als potenziell unsicher bewertet.

Der Rückzug ist oft eine notwendige Reaktion, die es uns ermöglicht, uns zu schützen und zu sammeln. Wenn dieser Zustand jedoch chronisch wird, kann er unsere Fähigkeit zur sozialen Interaktion und zur Freude am Leben stark beeinträchtigen. Ein Bewusstsein für diese Prozesse und das Wissen, wie wir den Vagusnerv gezielt anregen können, kann uns helfen, unser Gefühl von Sicherheit und Wohlbefinden aktiv zu beeinflussen.

Anwendung der Polyvagal-Theorie im Alltag

Die Polyvagal-Theorie lässt sich nicht nur in der Therapie, sondern auch im Alltag auf vielfältige Weise anwenden. Indem wir die Signale unseres Nervensystems besser verstehen, können wir aktiv Einfluss auf unsere Stimmung und unser Sicherheitsgefühl nehmen. Der Vagusnerv kann durch verschiedene Techniken stimuliert werden, die uns helfen, Stress zu reduzieren und eine tiefe Entspannung zu fördern.

Die folgenden einfachen Methoden können Sie in Ihren Alltag integrieren:

- **Tiefes, langsames Atmen**: Eine der einfachsten Methoden, den Vagusnerv zu aktivieren, ist die bewusste Atmung. Langsame, tiefe Atemzüge, insbesondere eine verlängerte Ausatmung, signalisieren dem Körper, dass keine Gefahr besteht und dass er sich entspannen kann. Diese Atemtechnik aktiviert den ventralen Vagusnerv und fördert einen Zustand von Ruhe und Sicherheit.
- **Visualisierung sicherer Orte**: Sich mental an einen Ort zu versetzen, an dem Sie sich sicher und geborgen fühlen, kann starke Auswirkungen auf das Nervensystem haben. Diese Technik ist besonders effektiv, wenn Sie sie regelmäßig üben, um so eine stabile „innere Sicherheitsbasis" zu entwickeln.
- **Bewegung und sanfte Berührungen**: Regelmäßige, sanfte Bewegung, wie etwa Yoga oder Gehen, aktiviert den Vagusnerv und fördert die Flexibilität des Nervensystems. Auch Berührungen wie eine Umarmung oder das Streichen über den eigenen Arm haben eine beruhigende Wirkung auf das Nervensystem.
- **Gesang und Summen**: Die Muskulatur im Hals- und Kehlbereich ist eng mit dem Vagusnerv verbunden. Singen oder Summen kann daher ein wirksames Mittel sein, um den ventralen Vagusnerv zu stimulieren und sich in einen entspannten Zustand zu versetzen.

Fazit

In meiner Arbeit mit dem Vaguscode sehe ich immer wieder, wie kraftvoll die Polyvagal-Gesetze in der Praxis sind. Sie bieten eine klare Anleitung, wie wir unser Nervensystem besser verstehen und regulieren können.

Der Vagusnerv ist dabei der Schlüssel zu mehr innerer Ruhe, besseren sozialen Verbindungen und einer stabileren emotionalen Gesundheit. Indem wir die Prinzipien der Polyvagal-Gesetze anwenden, können wir unser Leben bewusster und entspannter gestalten.

TEIL II

GESUNDHEIT, STRESSREGULATION UND SELBSTHEILUNG

KAPITEL 5

Resilienz: Die Kunst, innere Stärke zu kultivieren

Lektionen aus der japanischen Kultur

Manchmal scheint es, als ob das Leben uns auf die Probe stellt – durch Stürme, Brüche und das scheinbare Chaos, das uns aus der Balance bringt. Nicht selten sind es Wirbelstürme, die über uns hinwegfegen und eine stürmische See hinterlassen. Wellen der Herausforderung drohen, uns umzuwerfen, und wir suchen nach etwas, das uns Halt gibt.

Genau hier liegt die Kraft von **Resilienz** – der Fähigkeit, mit den Wellen zu tanzen, statt von ihnen überwältigt zu werden. Als ich selbst nach Wegen suchte, um in meine Mitte zurückzufinden, und begann, mich tiefer mit diesem Thema zu beschäftigen, entdeckte ich in der japanischen Kultur inspirierende Ansätze, die uns helfen können, diese innere Stärke zu entwickeln.

Es sind nicht große, spektakuläre Antworten, sondern einfache, tiefgründige Weisheiten aus der japanischen Kultur: **Zen**, **Ikigai** und **Kintsugi**. Sie sind wie drei stille Begleiter, die mich daran erinnern, dass in der Stille, im Sinn und in der Akzeptanz unserer Brüche eine immense Kraft liegt.

Mit Zen lernen wir, in der Stille und im Moment zu sein. Ikigai zeigt uns, wie wir Sinn und Freude in unserem Leben entdecken können, und Kintsugi lehrt uns, unsere Brüche als Teil unserer Geschichte zu umarmen. Gemeinsam bieten sie uns einen tiefen Schatz an Weisheit, der uns hilft, resilienter, gelassener und liebevoller mit uns selbst und der Welt zu sein.

Zen: Die Kunst der Stille

Ich erinnere mich an einen Nachmittag, an dem ich in meinem Praxisalltag völlig erschöpft war. Die To-Do-Listen schienen kein Ende zu nehmen, mein Kopf war voller Gedanken.

Da fiel mir ein, was ein Zenmeister einmal sagte: „Setze dich einfach."

Ich schloss die Tür meines Büros, setzte mich auf einen Stuhl und tat – nichts. Nur sitzen, atmen und die Gedanken vorbeiziehen lassen. Es war wie eine kleine Insel im Sturm und für einen Moment fühlte ich mich geerdet. In der Ruhe liegt die Kraft.

Zen lehrt uns, dass wir nicht immer nach Lösungen suchen müssen. Manchmal liegt die Antwort in der Stille, in einem einfachen Atemzug, in der Kunst, einfach zu sein. Es ist dieser Raum der Ruhe, der uns wieder mit uns selbst verbindet.

Was uns Zen zeigt

Zen ist eine Einladung, die Dinge einfacher zu machen. Statt gegen den Strom zu schwimmen, dürfen wir lernen, uns tragen zu lassen. Zen ist kein Ziel, sondern ein Weg – ein Weg, der uns immer wieder in den gegenwärtigen Moment zurückbringt.

Zenmeditation: Zwei Techniken für Rückzug und innere Balance

Zenmeditation, auch **Zazen** genannt, ist eine Praxis, die uns dabei hilft, unsere Gedanken zu beruhigen und uns mit unserem Inneren zu verbinden. Die folgenden beiden einfachen Techniken können Sie direkt ausprobieren.

1. **Atemmeditation (Zazen für Anfänger)**
   Anleitung:
   1. Setzen Sie sich in einer bequemen Haltung (z. B. im Schneidersitz) auf ein Kissen oder einen Stuhl. Ihr Rücken sollte aufrecht, aber entspannt sein.

2. Schließen Sie die Augen leicht oder richten Sie Ihren Blick auf einen Punkt vor sich.
3. Konzentrieren Sie sich auf Ihren Atem. Spüren Sie, wie die Luft durch Ihre Nase ein- und ausströmt.
4. Zählen Sie Ihre Atemzüge, bis Sie bei zehn angekommen sind (Einatmen: eins, Ausatmen: zwei usw.). Beginnen Sie wieder bei eins, wenn Ihre Gedanken abschweifen.

- **Wirkung:** Diese Technik hilft Ihnen, sich zu zentrieren und den Geist von störenden Gedanken zu befreien.

2. Gehmeditation (Kinhin)

Anleitung:

1. Wählen Sie einen ruhigen Ort, an dem Sie einige Schritte gehen können.
2. Stehen Sie still und atmen Sie einige Male tief ein und aus.
3. Gehen Sie langsam, Schritt für Schritt. Synchronisieren Sie Ihre Schritte mit Ihrem Atem: Einatmen – ein Schritt, Ausatmen – ein Schritt.
4. Achten Sie dabei auf das Gefühl Ihrer Füße auf dem Boden, die Bewegung Ihrer Beine und die Umgebung, in der Sie sich befinden.

- **Wirkung:** Diese Technik eignet sich besonders, wenn Sie sich unruhig fühlen. Sie verbindet Bewegung mit Achtsamkeit und schafft eine beruhigende Dynamik.

Sechs Zengeschichten, die zum Nachdenken einladen

1. Die Teetasse

Ein Professor besuchte einen Zenmeister, um mehr über Zen zu lernen. Der Meister bot ihm Tee an und begann, die Tasse des Professors zu füllen. Er goss immer weiter, auch als die Tasse längst voll war und überlief. Der Professor rief: „Die Tasse ist voll! Kein Tropfen passt mehr

hinein!“ Der Meister lächelte und sagte: „Genau wie diese Tasse bist du voller Meinungen und Annahmen. Wie kann ich dir Zen zeigen, wenn du nicht zuerst deine Tasse leer machst?“
Lehre: Manchmal müssen wir uns leeren – von alten Vorstellungen und Gedanken –, um Platz für Neues zu schaffen.

2. **Zwei Mönche und die Frau**
   Zwei Zenmönche waren auf einer Reise. An einem Fluss sahen sie eine Frau, die nicht hinübergelangen konnte. Der ältere Mönch trug sie über den Fluss und setzte sie am anderen Ufer ab. Der jüngere Mönch war schockiert, da ihre Regeln ihnen verboten, Frauen zu berühren. Stunden später sagte er: „Wie konntest du das tun?“ Der ältere Mönch antwortete: „Ich habe die Frau am Fluss zurückgelassen. Warum trägst du sie noch mit dir?“
   Lehre: Lasse los, was du nicht mehr brauchst. Vergangenheit und unnötige Sorgen können uns belasten, wenn wir sie mit uns tragen.

3. **Der zerbrochene Krug**
   Ein Schüler klagte seinem Meister, dass sein Leben wie ein zerbrochener Krug sei – voller Fehler und Unvollkommenheiten. Der Meister lächelte, nahm den Krug, füllte ihn mit Wasser und stellte ihn in die Sonne. Durch die Risse funkelte das Sonnenlicht. „Siehst du“, sagte er, „es sind deine Risse, durch die das Licht hindurchscheint.“
   Lehre: Unsere Fehler und Unvollkommenheiten sind oft die Quellen unserer größten Schönheit und Stärke.

4. **Die Last des Ärgers**
   Ein Zenschüler fragte seinen Meister: „Wie kann ich meinen Ärger loslassen?“ Der Meister forderte ihn auf, einen Sack voller Steine zu tragen. „Jedes Mal, wenn du dich ärgerst, füge einen Stein hinzu.“ Der Schüler schleppte den Sack tagelang mit sich herum, bis er erschöpft war. Schließlich bat er den Meister um Hilfe. Der Meister lächelte und sagte: „Warum trägst du ihn noch? Lasse ihn los.“
   Lehre: Ärger ist wie ein schwerer Sack. Wir tragen ihn mit uns, obwohl wir ihn einfach ablegen könnten.

5. **Die Glocke der Dankbarkeit**
   Ein Schüler klagte, dass er in seinem Leben keine Freude fand. Der Zenmeister gab ihm eine kleine Glocke und sagte: „Jedes Mal, wenn du etwas Schönes bemerkst, läute die Glocke." Zunächst läutete der Schüler selten. Doch mit der Zeit begann er, die kleinen Freuden zu bemerken: den Klang des Regens, das Lächeln eines Fremden, den Duft von Tee. Bald war sein Tag voller Glockenschläge – und voller Freude.
   Lehre: Dankbarkeit entsteht, wenn wir die kleinen Dinge im Leben wahrnehmen und schätzen lernen.

6. **Das zerbrochene Schwert**
   Ein berühmter Samurai kam zu einem Zenmeister und fragte: „Was ist die Bedeutung des Lebens?" Der Meister sah ihn an und schwieg. Der Samurai drängte: „Antwortet mir!" Der Meister nahm das Schwert des Samurai und warf es auf den Boden, sodass es brach. Der Samurai war entsetzt. Der Meister sagte: „Wie dieses Schwert ist dein Verlangen nach einer Antwort. Wenn du loslässt, wirst du die Bedeutung des Lebens finden."
   Lehre: Manchmal liegt die Weisheit nicht im Suchen, sondern im Akzeptieren und Loslassen.

Die Kraft der Zengeschichten

Zengeschichten sind nicht dazu da, direkt Antworten zu geben. Sie laden uns ein, innezuhalten, nachzudenken und die Weisheit in unseren eigenen Erfahrungen zu finden. Die Lehren dieser Geschichten erinnern uns daran, dass Gelassenheit, Dankbarkeit und innere Stärke nicht durch äußere Umstände, sondern durch unsere Perspektive entstehen.

Wenn Sie das nächste Mal mit einer Herausforderung konfrontiert sind, denken Sie an diese Geschichten:

- Was können Sie ablegen, um leichter zu werden?
- Welche kleinen Freuden läuten Ihre Glocke der Dankbarkeit?
- Wo könnten Sie den Druck loslassen, die perfekte Antwort zu finden?

Diese Einsichten können Ihr Herz öffnen und Ihnen helfen, die Resilienz zu finden, die bereits in Ihnen steckt.

Einladung an Sie:
Setzen Sie sich heute für ein paar Minuten in die Stille. Atmen Sie, lauschen Sie und fragen Sie sich:

- Was muss ich dringend loslassen? Von welchen Gedanken, Menschen oder Umständen muss ich mich trennen?
- Wo muss ich endlich Risse und Brüche als Teil des Lebens anerkennen und mich mit dem Fluss und Wandel des Lebens einverstanden erklären?
- Wofür stehe ich auf?
- Worin bin ich gut und wie kann ich dieses Licht verstärkt in die Welt tragen?

So wird jede kleine Handlung zu einem Schritt auf Ihrem Weg zu Resilienz und innerer Stärke.

Ikigai: Die Freude, einen Sinn im Leben zu finden

Vor einigen Jahren führte mich eine Reise nach Okinawa, einer japanischen Insel, die als Heimat der ältesten Menschen der Welt gilt.

Ich war neugierig: Was war ihr Geheimnis für ein langes, erfülltes Leben? Die Antwort lag in einem einfachen, aber tiefgründigen Konzept: **Ikigai** – wörtlich: „Grund zu leben."

Ikigai ist mehr als nur ein Wort. Es ist ein Gefühl, ein Anker. Es entsteht, wenn Sie die Dinge finden, die Ihnen Freude bereiten, die Sie gut können, die die Welt braucht und für die Sie Anerkennung – auch in Form von Bezahlung – erhalten können.

Eine Geschichte von Ikigai

Ich erinnere mich an ein Gespräch mit einer älteren Dame in einem kleinen Teegarten. Sie war 93 Jahre alt, hatte leuchtende Augen und Hände, die vom jahrzehntelangen Arbeiten geprägt waren. „Mein Ikigai?", sagte sie, während sie einen Bonsai schnitt. „Es ist, diese Bäume zu pflegen. Sie brauchen mich und ich brauche sie." Es war dieser tiefe, unsichtbare Faden zwischen ihr und ihrer Arbeit, der sie lebendig hielt.

Wie Sie Ihr Ikigai finden können

Vielleicht fragen Sie sich, wie Sie Ihr eigenes Ikigai entdecken können. Die folgenden Fragen können Ihnen dabei helfen:

1. Was lieben Sie (Leidenschaften)?
2. Worin sind Sie gut (Stärken)?
3. Was braucht die Welt von Ihnen (Beitrag)?
4. Wofür können Sie bezahlt werden (Wertschätzung)?

Praktische Übung – Ihr Ikigai-Diagramm

Zeichnen Sie vier sich überlappende Kreise und schreiben Sie Ihre Antworten in die jeweiligen Bereiche. Dort, wo sie sich überschneiden, könnte Ihr Ikigai liegen.

Die emotionale Kraft von Ikigai

Ikigai ist nicht nur ein Konzept, sondern ein Gefühl von Verbundenheit. Es hat mir in vielen Momenten meines Lebens geholfen, besonders in schwierigen Zeiten. Wenn ich mich verloren fühlte, fragte ich mich: Was gibt meinem Leben gerade Sinn? Die Antwort war nie eine große, weltbewegende Sache, sondern oft etwas Kleines, Alltägliches. Vielleicht war es das Schreiben, ein Gespräch mit einem Patienten oder ein Spaziergang am See.

Kintsugi: Schönheit in den Bruchstellen

Die Kunst des **Kintsugi** – wörtlich: „Goldverbindung" – ist eine japanische Technik, zerbrochene Keramik mit Gold zu reparieren. Statt die Bruchstellen zu verstecken, werden sie hervorgehoben, zu etwas Einzigartigem und Wertvollem gemacht.

Eine persönliche Anekdote

Vor einigen Jahren zerbrach eine alte Teeschale, die ich von einem Freund geschenkt bekommen hatte. Mein erster Impuls war, sie wegzuwerfen. Aber dann erinnerte ich mich an Kintsugi. Ich klebte die Schale und füllte die Risse mit einem goldfarbenen Lack. Als ich das fertige Stück in den Händen hielt, war ich tief bewegt: Die Schale war nicht nur repariert, sondern schöner als zuvor.

Kintsugi lehrt uns, dass unsere Brüche – ob körperlich oder emotional – Teil unserer Geschichte sind. Sie machen uns einzigartig und können zu Quellen der Stärke werden.

Praktische Übung: Ihre Kintsugi-Meditation

1. Denken Sie an eine Herausforderung oder einen „Bruch" in Ihrem Leben.
2. Stellen Sie sich vor, wie Sie diesen Bruch mit Gold füllen – mit den Erfahrungen, die Sie daraus gewonnen haben.
3. Schreiben Sie auf, was Sie durch diese Erfahrung über sich selbst gelernt haben.

Die Verbindung von Ikigai und Kintsugi: Resilienz neu denken

Ikigai gibt uns eine Richtung, während Kintsugi uns zeigt, wie wir mit Rückschlägen umgehen können. Zusammen sind sie ein starkes Duo für Resilienz: Ikigai erinnert uns daran, dass unser Leben einen Sinn hat, auch wenn es gerade schwer ist, und Kintsugi hilft uns, unsere Narben als Zeichen unserer Stärke zu betrachten.

Was uns Zen, Ikigai und Kintsugi gemeinsam lehren

Diese drei Konzepte sind wie drei Wegweiser, die uns zeigen, wie wir mit den Herausforderungen des Lebens umgehen können:

- **Zen** lädt uns ein, innezuhalten und die Kraft der Stille zu finden.
- **Ikigai** hilft uns, Sinn zu entdecken und uns mit Freude zu verbinden.

- **Kintsugi** lehrt uns, unsere Brüche nicht zu verstecken, sondern als Teil unseres Lebens zu umarmen.

Gemeinsam erzählen sie die Geschichte eines Lebens, das nicht perfekt sein muss, um erfüllt zu sein.

Eine Einladung an Sie: Drei kleine Rituale für Ihren Alltag

1. **Ein Moment der Stille (Zen)**
   Setzen Sie sich jeden Tag für fünf Minuten in Ruhe. Schließen Sie die Augen, atmen Sie tief ein und aus. Lassen Sie Ihre Gedanken kommen und gehen, ohne sie festzuhalten.

2. **Ein Dankbarkeitsritual (Ikigai)**
   Schreiben Sie jeden Abend drei Dinge auf, die Ihnen an diesem Tag Freude bereitet haben. Ob klein oder groß – wichtig ist, dass Sie sie bewusst wahrnehmen.

3. **Eine Geste der Heilung (Kintsugi)**
   Nehmen Sie einen Gegenstand, der Ihnen wichtig ist, aber vielleicht beschädigt ist. Reparieren Sie ihn mit Liebe und betrachten Sie ihn als Symbol für Ihre eigene Stärke.

Meine Botschaft an Sie

Ich schreibe diese Zeilen nicht, um Sie zu belehren, sondern weil ich selbst immer wieder diese Weisheiten brauche. Zen, Ikigai und Kintsugi haben mir geholfen, mich selbst mit mehr Nachsicht und Liebe zu sehen. Und sie können auch Ihnen helfen – nicht, weil sie perfekt sind, sondern weil sie dazu ermutigen, die Schönheit im Unvollkommenen zu entdecken.

Sie sind nicht allein auf diesem Weg. Wir alle tragen Brüche und suchen nach Sinn. Und genau darin liegt unsere Stärke – in der Fähigkeit, immer wieder aufzustehen, weiterzugehen und das Leben zu feiern, wie es ist.

Für Ihren Alltag: Kleine Rituale der Resilienz

1. **Morgens: Eine Minute Ikigai**
   Schreiben Sie jeden Morgen einen Satz auf, der ausdrückt, warum heute ein sinnvoller Tag sein könnte.

2. **Abends: Dankbarkeit für den Tag**
   Notieren Sie eine Sache, die Sie an diesem Tag „repariert“ hat – ein Gespräch, ein Lächeln, ein Moment der Ruhe.

3. **Monatlich: Ihr persönliches Kintsugi-Projekt**
   Wählen Sie einen Gegenstand, der Ihnen etwas bedeutet, aber beschädigt ist. Reparieren Sie ihn mit Hingabe und sehen Sie ihn als Symbol Ihrer eigenen Stärke.

Resilienz ist kein Ziel, sondern ein Weg. Es ist der Mut, Ihre Brüche mit Gold zu füllen und weiterzugehen, getragen von einem inneren Sinn. Wenn wir von der japanischen Weisheit lernen, können wir entdecken, dass unsere größten Herausforderungen oft auch unsere schönsten Geschichten erzählen.

KAPITEL 6

Die Ursprünge der Resilienz: Ein Blick in unsere Entwicklungsgeschichte

Um Resilienz noch tiefergehend zu verstehen, sollten wir die evolutionären Schutzmechanismen unseres autonomen Nervensystems betrachten.

Seit unserer frühesten Entwicklung spielte das Nervensystem eine zentrale Rolle im Überleben: Wenn eine Bedrohung zu groß und überwältigend wurde, war der Zustand der **Erstarrung (Freeze)** eine essenzielle Reaktion.

In diesem Zustand schaltete unser Nervensystem in den dorsalen Vagusmodus, wodurch wir handlungsunfähig und „unsichtbar" wurden. Dieser Zustand half uns in Extremsituationen und bleibt auch heute aktiv, wenn wir überfordert sind.

Mit der Evolution entwickelten sich weitere Zustände, die es uns erlaubten, auf Herausforderungen zu reagieren: Neben Rückzug und Erstarrung entstand der **„Kampf-oder-Flucht"-Modus (sympathischer Zustand)**, der uns aktiv auf Bedrohungen reagieren ließ. Schließlich entwickelte sich der **ventrale Vagusmodus**, der es uns ermöglicht, Sicherheit und Verbundenheit in der Gemeinschaft zu finden.

Für ein langes, gesundes und resilientes Leben ist es entscheidend, diesen letzten Zustand als stabilen Ausgangspunkt zu kultivieren und flexibel zwischen den Zuständen zu wechseln, um den jeweiligen Anforderungen angemessen zu begegnen.

Im Folgenden betrachten wir die drei Zustände – mit ihren typischen Handlungen, Gefühlen und Symptomen – und wie sie uns helfen können, Resilienz zu entwickeln.

Erstarrung und Rückzug: Der dorsale Vagusmodus des Überlebens

Der dorsale Vagusmodus wird aktiviert, wenn eine Bedrohung oder Herausforderung überwältigend erscheint und weder Flucht noch Kampf möglich sind. Dieser Zustand des Rückzugs und der Erstarrung hilft kurzfristig, indem er uns schützt und von Stress abschirmt, kann aber langfristig zu Isolation und Antriebslosigkeit führen.

Typische Handlungen:

- soziale Isolation und Rückzug
- Vermeidung von Entscheidungen oder Handlungen
- Stille und Passivität in Gruppen
- langsame, kraftlose Bewegungen
- geringe Interaktion und vermiedener Blickkontakt
- Aufschieben von Aktivitäten oder Aufgaben
- geringe körperliche Aktivität
- Rückzug ins eigene Zimmer oder Zuhause
- Verlust an Freude bei sozialen Aktivitäten
- Nachdenken ohne konkretes Ziel
- Vermeidung von Veränderungen
- Ausbleiben von Kommunikation mit Freunden
- Vernachlässigung von Hobbys und Interessen
- Vernachlässigung der Selbstfürsorge und Hygiene

Gefühle:

- Hilflosigkeit
- Hoffnungslosigkeit
- Traurigkeit
- Einsamkeit
- Scham und Schuld
- Resignation
- Leere
- Betäubung und emotionale Taubheit
- Isolation

- Gleichgültigkeit
- Verzweiflung
- Niedergeschlagenheit
- Sinnlosigkeit
- Rückzug ins Innere und Vermeidung von Verbindungen

Körperliche Symptome:

- Erschöpfung und niedrige Energie
- verlangsamte Atmung und niedriger Puls
- Kältegefühl im Körper
- Appetitlosigkeit
- Verdauungsstörungen und Verstopfung
- Muskelschwäche
- blasse Haut und Müdigkeit
- geringe Reaktionsfähigkeit und langsame Reflexe
- Schlafbedürfnis und lange Ruhephasen
- niedriger Blutdruck
- Kopfschmerzen und Benommenheit
- Gefühl von Schwere in den Gliedern
- verminderte Wahrnehmung und Taubheitsgefühle
- Gefühl der Entfremdung vom eigenen Körper

Kampf oder Flucht: Der sympathische Überlebensmodus

Im sympathischen Modus ist das Nervensystem aktiviert und bereitet den Körper darauf vor, aktiv auf eine Bedrohung zu reagieren. Dieser Zustand ist hilfreich, um Herausforderungen direkt anzugehen, kann aber bei Dauerstress zu Erschöpfung und Anspannung führen.

Typische Handlungen:

- lautes Diskutieren oder schnelles Sprechen
- körperliche Abwehrhaltung, z. B. Fäuste ballen
- Rückzug aus spannungsgeladenen Situationen
- übermäßiges Arbeiten oder „Busywork“

- hektische, schnelle Bewegungen
- Vermeidung bestimmter Personen oder Orte
- schnelles Denken und Handeln
- kontrollierendes Verhalten
- Überwachen von Situationen
- ständiges Planen und Absichern
- impulsive Handlungen und Entscheidungen
- Multitasking ohne Fokus
- Abbrechen von Aufgaben, wenn sie als „Bedrohung“ erscheinen
- Verlangen nach schneller Problemlösung

Gefühle:

- Angst und Panik
- Frustration und Reizbarkeit
- Wut oder Aggression
- Nervosität und Überforderung
- Drang zur Kontrolle
- Perfektionismus
- Ruhelosigkeit und Unruhe
- Impulsivität
- Fluchtgedanken
- Stress und Anspannung
- Sorge und Besorgnis
- übermäßiges Grübeln
- Misstrauen gegenüber anderen
- mangelnde Geduld

Körperliche Symptome:

- erhöhter Herzschlag und flache Atmung
- verspannte Muskeln und Zittern
- Schweißausbrüche und trockener Mund
- hoher Blutdruck und erhöhte Körpertemperatur
- Verdauungsprobleme und Magenbeschwerden
- Muskelkrämpfe und Schmerzen
- Schlafstörungen und Unruhe

- erhöhte Schmerzempfindlichkeit
- zunehmende Müdigkeit und Erschöpfung
- Augenflimmern und Kopfschmerzen
- Muskelzuckungen und Muskelverspannungen
- Zähneknirschen und Kieferschmerzen
- Tinnitus und Ohrgeräusche
- Schwitzen und Anspannung in Händen und Füßen

Anpassung und soziale Verbundenheit: Mit dem ventralen Vagusmodus das Leben zum Erblühen bringen

Der ventrale Vagusmodus ist der Zustand, in dem wir uns sicher, verbunden und offen für das Leben fühlen. Hier sind wir in der Lage, Herausforderungen mit Vertrauen und Zuversicht anzugehen. Diese Form des Wohlbefindens wird auch durch eine tiefe Akzeptanz gefördert – die Fähigkeit, in den göttlichen Flow einzutreten, im Vertrauen, dass alles, was passiert, seinen Sinn hat. Gefühle wie Liebe, Fülle, Dankbarkeit und Annahme prägen diesen Zustand und helfen uns, inneren Frieden zu finden.

Typische Handlungen:

- offene Kommunikation und achtsames Zuhören
- freundliche Körpersprache und direkter Blickkontakt
- unterstützende und fürsorgliche Interaktionen
- kreative Problemlösung und Zusammenarbeit
- Teilnahme an sozialen Aktivitäten und Gemeinschaft
- achtsames Erkunden von Situationen
- konstruktive Konfliktlösung
- Humor und spielerischer Umgang mit Herausforderungen
- Selbstfürsorge und Gesundheitsförderung
- Dankbarkeit zeigen und ausdrücken
- Bedürfnis nach Tiefe und Verbundenheit mit anderen
- Teilen von Erfahrungen und Gefühlen
- Geben und Empfangen im Gleichmut
- Annahme und Hingabe an den göttlichen Flow

Gefühle:

- Sicherheit und Vertrauen
- Freude und Geborgenheit
- Liebe und Mitgefühl
- Verbundenheit und Zufriedenheit
- Dankbarkeit und Neugier
- Zuversicht und Klarheit
- Gelassenheit und Selbstbewusstsein
- Geduld und Empathie
- Flexibilität und Offenheit
- Resilienz und Kraft
- Annahme und Akzeptanz
- Fülle und innerer Frieden
- heiliger Gleichmut und Hingabe
- Vertrauen in den göttlichen Fluss des Lebens

Körperliche Symptome:

- entspannte Muskulatur und angenehme Beweglichkeit
- ruhiger Herzschlag und gleichmäßige Atmung
- gesunde Verdauung und stabile Energie
- angenehme Körpertemperatur und gute Durchblutung
- entspannte Gesichtsmuskeln und sanfte Mimik
- starkes Immunsystem und erholsamer Schlaf
- stabile Hormonbalance und Vitalität
- gesunde Haut und leuchtender Teint
- gute Selbstheilungskräfte und Regeneration
- geringe Muskelverspannungen
- innere Ruhe und Stabilität
- ausgeglichene Sinne und Wahrnehmung
- Gefühl der Leichtigkeit und Vitalität
- Harmonie und Gleichgewicht im Körper

Mein Ziel: Ein nachhaltiger Weg zu Gesundheit und Gleichmut

Ein resilientes Leben bedeutet, flexibel und widerstandsfähig zu bleiben, inneren Frieden und Gelassenheit zu kultivieren und sich auch in Herausforderungen in Gleichmut zu üben.

In meiner ärztlichen Tätigkeit strebe ich danach, meinen Patienten und Patientinnen den Weg zu einem Zustand des inneren Friedens und tiefen Vertrauens zu zeigen. Ich inspiriere und lade ein, den Ort zu finden, an dem sie sich sicher, geborgen und getragen fühlen, umgeben von einer schützenden Wärme, die sie wie ein sanfter Mantel umhüllt.

In diesem Zustand spüre ich selbst oft, wie eine unerschütterliche Zuversicht in mir wächst – ein Vertrauen darauf, dass alles im Leben seinen richtigen Platz und seinen Sinn hat. Es ist ein Zustand, in dem ich mich nicht gegen den Strom stemmen muss, sondern mich in eine Art göttlichen Fluss voller Leichtigkeit und Harmonie fallen lassen kann.

Manchmal, aber auch immer öfter, fühle ich mich dann erfüllt von einer wärmenden Liebe und tiefen Dankbarkeit für die Erfahrungen des Lebens – ein reicher Garten, der immer öfter blüht und gedeiht, und ich bin offen für die Welt und ihre Möglichkeiten. Dann nehme ich Herausforderungen mit sanftem Gleichmut an und erkenne in jeder Begegnung eine wertvolle Lektion. Mein Herz schlägt ruhig und rhythmisch, meine Atmung ist tief und frei, und ich spüre eine wohlige Lebenskraft, die mich durchströmt.

Dieser Zustand ist geprägt von einer heiligen Balance – ich lasse los, was mir nicht dient, und nehme das Leben an, wie es kommt. Die Freude, die aus dieser Annahme entspringt, stärkt meine Verbindung zu mir selbst und zu anderen.

Ich fühle mich getragen, als sei ich Teil eines größeren Ganzen, das mich sanft führt und leitet. Hier finde ich meinen inneren Anker und kann meinen Kompass neu ausrichten, für mich selbst und für die Menschen, die ich begleite.

In diesem Zustand finde ich meine Kraft, meine Inspiration und meine wahre Berufung als Arzt: die Menschen zu stärken, sie zu begleiten und ihnen das Geschenk dieser tiefen, heilenden Verbundenheit zu zeigen.

KAPITEL 7

Der Vagusnerv und Stressreduktion: Wege zur inneren Ruhe und Balance

Inmitten von Stress und hohen Anforderungen kann Ihnen der Vagusnerv ein wichtiger Begleiter für innere Ruhe und Ausgeglichenheit sein. Als Vermittler zwischen Körper und Geist hat er direkten Einfluss auf unsere Stressreaktionen und das Cortisolniveau, das „Stresshormon" unseres Körpers.

Über den Vagusnerv können wir unser Nervensystem gezielt beruhigen, sodass unser Körper aufhört, Stresshormone auszuschütten, und stattdessen in den Regenerationsmodus übergeht. Der Vagusnerv wird damit zu einem Schlüssel für unsere Fähigkeit, den inneren Zustand der Ruhe zu aktivieren, uns selbst zu regulieren und Herausforderungen gelassener zu begegnen.

Einfluss auf das Cortisolniveau und die Stressreaktion

Der Vagusnerv beeinflusst unser Cortisolniveau maßgeblich, da er die Aktivierung des parasympathischen Nervensystems unterstützt und den „Kampf-oder-Flucht"-Modus des sympathischen Nervensystems herunterreguliert.

Wenn der Vagusnerv aktiv ist, signalisiert er dem Körper, dass keine unmittelbare Gefahr besteht, wodurch der Stresspegel sinkt und der Cortisolspiegel stabilisiert wird. Diese Beruhigung des Körpers führt zu einem Gefühl von innerer Sicherheit und Wohlbefinden.

Regelmäßige vagale Stimulation – etwa durch Atemübungen, sanfte Bewegung oder das bewusste Wahrnehmen sicherer Orte – kann langfristig dabei helfen, das Cortisolniveau zu senken und so die gesundheitlichen Auswirkungen von chronischem Stress zu lindern.

Ein ausgewogener Cortisolspiegel unterstützt nicht nur die körperliche Gesundheit, sondern fördert auch das emotionale Gleichgewicht, sodass wir besser auf stressige Situationen reagieren können.

Das Konzept des „Ankerns“: Feste Verankerung für emotionale Stabilität

Ein besonders hilfreiches Konzept für die Arbeit mit dem Vagusnerv ist das sogenannte „Ankern“. Dieses Konzept bezieht sich auf das Gefühl eines stabilen inneren Zustandes, in dem wir uns sicher und geerdet fühlen. Wenn wir den Vagusnerv aktivieren, schaffen wir eine Art inneren Anker, an dem wir besonders in herausfordernden Momenten festhalten können.

Dieser innere Anker ermöglicht es uns, in stressigen Situationen nicht aus der Balance zu geraten. Wir können uns selbst beruhigen, indem wir uns daran erinnern, dass wir diesen Anker immer bei uns tragen und durch Atemübungen oder die Erinnerung an einen sicheren Ort in unseren stabilen Zustand zurückkehren können. So wird der Vagusnerv zu einem verlässlichen Begleiter, der uns hilft, schwierige Emotionen zu regulieren und den Herausforderungen des Alltags standzuhalten.

Stressabbau durch vagale Stimulation

Die gezielte Stimulation des Vagusnervs hilft dem Körper, in den „Ruhe-und-Verdauung“-Modus zu wechseln und Stress abzubauen. Dies ist besonders wertvoll in Situationen, in denen wir uns überfordert oder angespannt fühlen.

Wenn der Vagusnerv gestärkt ist, gewinnen wir die Fähigkeit, selbstständig in einen Zustand der Ruhe zurückzukehren und die Kontrolle über unsere Stressreaktionen zu behalten. So entsteht eine stabile Basis, auf der sich emotionale und physische Heilung entfalten kann.

KAPITEL 8

Emotionen und soziale Bindung: Der Vagusnerv als Schlüssel zu Verbundenheit und innerer Balance

Wenn wir uns wirklich mit anderen Menschen verbunden fühlen, wenn wir ihr Lächeln erwidern und ihre Worte tief in uns ankommen, dann ist unser Vagusnerv am Werk – insbesondere der ventrale Ast dieses faszinierenden „Wandernervs".

Doch der Vagusnerv kann noch mehr als nur Verbindung schaffen. Er ist ein Wegweiser für unser emotionales Wohlbefinden, indem er uns sanft von Stress und Anspannung in ein Gefühl von Ruhe und Sicherheit führt.

Die emotionale Steuerung: Eine Symphonie aus Herzschlag und Atem

Emotionen wie Freude, Zuneigung und Liebe empfinden wir oft als Herzensangelegenheit, und tatsächlich spielen Herz und Atem eine entscheidende Rolle. Unser Herz und unsere Lungen sind eng mit dem Vagusnerv verbunden, der die Steuerung dieser lebenswichtigen Organe übernimmt.

Wenn wir tief atmen, verlangsamt sich unser Herzschlag – ein Zeichen dafür, dass der Vagus uns in den parasympathischen Modus lenkt, den Zustand der Ruhe und Regeneration. Durch das bewusste Steuern unseres Atems können wir den Vagusnerv gezielt aktivieren und so auf sanfte Weise unsere Emotionen beruhigen.

Empathie und zwischenmenschliche Nähe: Die Rolle des ventralen Vagus

Der Vagusnerv, und hier besonders der ventrale Ast, ermöglicht es uns, durch feine Signale in Stimme, Mimik und Augenkontakt zu erkennen, ob wir uns in einer sicheren und verbundenen Umgebung befinden. In einer echten, zwischenmenschlichen Begegnung sendet unser ventraler Vagus subtile Signale, die Empathie fördern und Nähe schaffen.

Diese Form der Kommunikation ist oft nonverbal und kann uns helfen, eine tiefere Verbindung zu spüren, ohne dass viele Worte nötig sind. Wenn wir auf das Gesicht eines geliebten Menschen blicken und sofort ein Gefühl der Zugehörigkeit empfinden, ist dies das Werk eines gesunden, aktiven Vagusnervs.

Der Wechsel vom Überlebensmodus in die soziale Verbundenheit

In stressigen Zeiten schaltet unser Nervensystem oft in den „Überlebensmodus", aktiviert durch den Sympathikus oder den dorsalen Ast des Vagusnervs. Doch der Vagusnerv ermöglicht auch den Übergang aus dieser Anspannung hin zu einem Zustand der Ruhe und Verbundenheit.

Dieser Übergang ist entscheidend, denn erst wenn wir in Sicherheit verankert sind, können wir positive Emotionen erleben und die Nähe zu anderen zulassen. So fungiert der Vagusnerv wie eine Brücke zwischen Überlebensstrategien und der Fähigkeit, Liebe und Mitgefühl zu empfinden – ein wundersames biologisches „Umschalten".

Der Zugang zu positiven Emotionen und sozialen Verbindungen

Wenn unser Nervensystem in einem Zustand der Sicherheit verankert ist, werden wir empfänglicher für positive Erlebnisse und freundliche Verbindungen mit anderen Menschen. Der Vagusnerv unterstützt uns dabei, Zugang zu positiven Emotionen zu finden.

Durch eine gezielte Aktivierung, etwa durch Atemübungen oder liebevolle Gesten, können wir eine innere Wärme erzeugen, die es uns erlaubt, andere Menschen wahrhaftig zu spüren und auf sie einzugehen. Dies schafft ein inneres Klima der Stabilität und öffnet die Türen zu erfüllenden sozialen Interaktionen.

Die Rolle des ventralen Vagus in sozialen Interaktionen

Soziale Interaktionen sind ein biologisches Grundbedürfnis und der ventrale Vagus spielt hierbei eine Hauptrolle. Wenn wir uns sicher fühlen, steuert dieser Nerv die Muskeln in Gesicht und Stimme, was uns befähigt, auf andere zuzugehen und eine Verbindung aufzubauen.

Ein offener Blick, ein sanfter Tonfall und ein echtes Lächeln sind Zeichen dafür, dass der ventrale Vagusnerv aktiviert ist. In einem Zustand der sozialen Verbundenheit sendet er Signale an unser Herz und unsere Atmung, die uns helfen, in einem Rhythmus zu schwingen, der Nähe und Mitgefühl fördert.

Stärkung von Empathie und zwischenmenschlicher Nähe

Ein gut regulierter Vagusnerv lässt uns Empathie empfinden und tiefere zwischenmenschliche Verbindungen aufbauen. Wenn unser Nervensystem in einem Zustand der Ruhe und Sicherheit verankert ist, sind wir in der Lage, authentisch zu kommunizieren und Nähe zuzulassen.

Dieser Prozess, das „Öffnen des Herzens", wie es oft genannt wird, ist nichts anderes als die Wirkung des ventralen Vagusnervs, der uns ermöglicht, auf tiefere und erfüllendere Weise mit anderen Menschen zu interagieren. Es ist fast so, als ob dieser Nerv uns die Fähigkeit schenkt, einander wahrhaftig zu sehen und zu fühlen.

Positive soziale Verbindungen als Schlüssel zum Wohlbefinden

Soziale Beziehungen haben eine nachweisliche Wirkung auf unser Wohlbefinden. Wenn der ventrale Vagusnerv aktiviert ist, bringt er uns in einen

Zustand, in dem wir uns sicher und verbunden fühlen können. Studien zeigen, dass Menschen, die regelmäßig positive soziale Interaktionen erleben, gesünder und zufriedener sind.

Dies ist ein Beispiel dafür, wie unser Körper durch die Aktivierung des Vagusnervs unser psychisches und physisches Wohlbefinden unterstützt. In einer Welt, die oft hektisch und überfordernd ist, bietet uns der Vagusnerv eine innere „Heimat" der Ruhe und des Vertrauens – ein wahrer Anker in den Stürmen des Lebens.

KAPITEL 9
Die Heilkraft der Sprache

Ich mache in meiner Praxis immer wieder die Erfahrung, dass Sprache ein wesentlicher Bestandteil unserer menschlichen Interaktion ist. Sie geht weit über das gesprochene Wort hinaus und beeinflusst maßgeblich unser emotionales Wohlbefinden und unsere sozialen Verbindungen.

Durch meine Arbeit und die Anwendung der Polyvagal-Theorie habe ich erkannt, wie eng unser autonomes Nervensystem mit der Sprachproduktion und -rezeption verbunden ist.

Unsere sprachlichen Äußerungen haben eine direkte Wirkung auf unsere Gefühle, unsere körperlichen Reaktionen und sogar auf das, was wir bei anderen auslösen.

Mehr als ein Werkzeug: Sprache als Verbindung zu unserem Nervensystem

Ich erlebe immer wieder, dass Sprache mehr ist als nur ein Werkzeug der Kommunikation. Sie ist tief mit unserem Körper verbunden, nicht nur durch unser sprachproduzierendes Organ, sondern auch durch unser Nervensystem, das auf Sprache reagiert. Die Stimmen anderer Menschen – ihr Tonfall, ihre Lautstärke – können in uns Reaktionen hervorrufen, die weit über die bloße Bedeutung der Worte hinausgehen. Wir werden genervt, aufgeregt oder gar ängstlich, je nachdem, wie wir die Prosodie, also die Melodie der Sprache, wahrnehmen.

Ebenso erlebe ich, dass Menschen sich selbst durch ihre eigene Sprache in einen Zustand der Anspannung versetzen können. Ein hektischer Tonfall, selbst während eines vermeintlich ruhigen Gesprächs, kann das autonome Nervensystem aktivieren und den Körper in einen Alarmzustand versetzen. Andererseits können wir uns auch selbst beruhigen, indem wir flüstern oder einen sanften Ton anschlagen. Hier wird der parasympathische Anteil des Vagusnervs aktiviert, der uns hilft, in einen Zustand der Ruhe zu kommen.

Prosodie: Die Melodie unserer Sprache und ihre Wirkung auf das Nervensystem

In meiner Arbeit mit Patienten sehe ich oft, wie entscheidend die Prosodie unserer Sprache für unsere emotionale Regulation ist. Ein freundlicher, warmer Tonfall kann uns beruhigen und ein Gefühl der Sicherheit vermitteln. Ein scharfer, lauter Ton hingegen aktiviert das sympathische Nervensystem und versetzt uns in Alarmbereitschaft. Dies geschieht oft unbewusst, doch die Wirkung ist unmittelbar spürbar – sowohl für uns selbst als auch für unser Gegenüber.

Umgekehrt beeinflusst auch unser körperlicher Zustand die Art und Weise, wie wir sprechen. Wenn wir erschöpft oder überfordert sind, neigen wir dazu, schneller oder lauter zu sprechen, ohne dass uns dies bewusst ist. Unser Nervensystem hat dann bereits den Modus gewechselt und wir reagieren körperlich, bevor wir es geistig wahrnehmen.

Sprache, Stress und die Verbindung zum Vagusnerv

Ich mache oft die Erfahrung, dass Menschen unter Stress ihre eigene Sprache gegen sich selbst einsetzen. Sie reden sich in Rage, verlieren den Überblick und verstärken so die Aktivierung ihres Nervensystems. Was eigentlich als beruhigendes Gespräch gemeint war, endet oft in Überforderung und Anspannung.

Sprache hat in solchen Momenten ihre Rolle als Mittel der Verbindung verloren. Statt Sicherheit zu vermitteln, verstärkt sie das Gefühl der Bedrohung. Das autonome Nervensystem reagiert entsprechend und die Betroffenen geraten in den „Kampf-oder-Flucht“-Modus – sie kämpfen mit Worten oder ziehen sich in Sprachlosigkeit zurück.

Heilsame Sprachmelodien: Co-Regulation durch bewusste Kommunikation

In meiner Praxis arbeite ich mit meinen Patienten daran, Sprache wieder als heilsames Mittel der Selbstregulation zu entdecken. Es geht darum, die Melodie der eigenen Sprache bewusst zu gestalten und auf die Signale des Nervensystems zu hören. Durch sanfte Tonfälle, achtsame Wortwahl und bewusste Pausen kann die Sprache wieder zur Co-Regulation beitragen, sowohl im Gespräch mit anderen als auch in der inneren Selbstkommunikation.

Das bedeutet nicht, dass wir ständig „perfekt" kommunizieren müssen. Es geht vielmehr darum, ein Bewusstsein für den eigenen Tonfall zu entwickeln und zu verstehen, dass unsere Sprache direkt auf unser Nervensystem wirkt. Wenn wir lernen, mit unserer Stimme Sicherheit und Ruhe zu vermitteln, können wir uns selbst und andere besser regulieren.

Fazit: Sprache als Schlüssel zur Selbstregulation und Co-Regulation

Meine Erfahrung zeigt mir, dass Sprache ein mächtiges Werkzeug zur Selbstregulation sein kann, wenn wir uns ihrer Wirkung bewusst sind. Indem wir die Prosodie unserer Sprache bewusst gestalten und unsere eigene Kommunikation als Teil der Regulation unseres Nervensystems verstehen, können wir nicht nur Stress abbauen, sondern auch eine tiefere Verbindung zu uns selbst und anderen schaffen.

Im Zusammenhang mit dem *Vaguscode* erlebe ich immer wieder, wie heilsam die bewusste Nutzung von Sprache auf unser autonomes Nervensystem wirkt. Sprache ist mehr als nur Worte – sie ist ein Weg, unser inneres Gleichgewicht zu finden und unser emotionales Wohlbefinden zu stärken. Indem wir den Vagusnerv durch achtsame, prosodische Kommunikation aktivieren, können wir zu einer tieferen, heiteren Gemütsruhe finden.

KAPITEL 10

Atemtechniken und vagale Stimulation: Der Weg zur inneren Ruhe und Balance

Atemtechniken gehören zu den einfachsten und gleichzeitig effektivsten Methoden, um den Vagusnerv zu aktivieren und damit das Nervensystem zu beruhigen.

Eine bewusste, langsame und tiefe Atmung hilft dabei, den Körper aus dem „Kampf-oder-Flucht"-Modus in den „Ruhe-und-Verdauung"-Zustand zu versetzen, wodurch Stresshormone reduziert und regenerative Prozesse gefördert werden.

In diesem Kapitel lernen Sie, wie Sie über gezielte Atemübungen den Vagusnerv stimulieren und so das Gleichgewicht und die innere Ruhe stärken können.

Methoden zur Aktivierung des Vagusnervs über Atemübungen

Der Vagusnerv lässt sich durch eine Vielzahl an Atemtechniken anregen, die seine beruhigende Wirkung auf das gesamte Nervensystem verstärken. Die Grundidee hinter diesen Übungen ist es, durch langsames, bewusstes Atmen das parasympathische Nervensystem zu aktivieren, das für Entspannung und Regeneration zuständig ist.

Die Ausatmung spielt dabei eine zentrale Rolle, denn sie signalisiert dem Körper, dass er sich entspannen kann. Eine lange, langsame Ausatmung stimuliert den Vagusnerv besonders intensiv und sorgt dafür, dass sich Herzfrequenz und Blutdruck senken. Auf diese Weise können Sie bereits mit wenigen Atemzügen eine tiefe Beruhigung erzielen und den Geist klären.

Wirkung langsamer, tiefer Atmung auf das Nervensystem

Langsame, tiefe Atemzüge wirken direkt auf das autonome Nervensystem und unterstützen die vagale Stimulation. Bei dieser Art der Atmung wird die Herzfrequenzvariabilität erhöht, also die Fähigkeit des Herzens, sich an wechselnde Anforderungen anzupassen. Eine höhere Herzfrequenzvariabilität ist ein Zeichen dafür, dass das Nervensystem flexibel und widerstandsfähig gegenüber Stress ist.

Tiefe Bauchatmung fördert die Ausschüttung von Acetylcholin, einem Neurotransmitter, der den Herzschlag beruhigt und das Nervensystem entspannt.

Gleichzeitig wird die Sauerstoffversorgung im Körper verbessert, was den Organen und dem Gehirn hilft, effizient zu arbeiten und den Geist zu beruhigen. Die Atemtechnik wirkt so unmittelbar auf körperliche und mentale Prozesse und bringt eine tiefe, erholsame Entspannung.

Atemtechniken zur Stimulierung des Vagusnervs

Die folgenden Atemtechniken stimulieren gezielt den Vagusnerv und beruhigen das Nervensystem.

Die 4711-Atemtechnik zur Aktivierung des Vagusnervs

In meiner Praxis messe ich seit über zehn Jahren regelmäßig die Herzratenvariabilität (HRV), um die Balance des vegetativen Nervensystems zu beurteilen – also das Wechselspiel zwischen Sympathikus und Parasympathikus.

Dabei zeigt sich immer wieder: Eine bewusste Atemführung kann den Vagusnerv auf erstaunlich einfache Weise aktivieren – besonders bei Menschen, die unter innerer Unruhe, Grübelschleifen oder Dauerstress leiden.

Eine Atemtechnik hat sich dabei als besonders wirksam erwiesen: die 4711-Methode. Diese Technik ist einfach, aber tiefgreifend wirksam:

- **4 Sekunden** einatmen
- **7 Sekunden** ausatmen (je nach individueller Lungenkapazität sind auch 6 oder 8 Sekunden möglich)
- **11 Minuten** Übungszeit

Bereits 2 Minuten bewusster Anwendung dieser Atemführung können nachweislich den Vagustonus verdoppeln und gleichzeitig den Sympathikus dämpfen. Wer diese Technik regelmäßig 11 Minuten täglich – morgens oder abends in Stille oder Meditation – praktiziert, trainiert seinen Vagusnerv auf effektive und nachhaltige Weise.

Zusätzlich empfehle ich, über den Tag verteilt **11-mal zur vollen Stunde** innezuhalten und **11 tiefe Atemzüge im 4-7-Rhythmus** auszuführen. Diese kleinen Pausen helfen, den Tag mit mehr innerer Ruhe, Klarheit und Stabilität zu gestalten – ganz im Sinne des Vaguscode.

Die 5-5-5-Methode für blockierte Zustände

Menschen, die sich in einem Zustand chronischer Starre („Freeze") befinden – innerlich blockiert, emotional abgespalten oder abgeschnitten von ihrem Körper –, profitieren oft von einer ergänzenden Technik: der 5-5-5-Methode.

- **5 Sekunden** einatmen
- **5 Sekunden** den Atem halten
- **5 Sekunden** ausatmen

Diese Methode aktiviert kurzfristig den Sympathikus und bringt dadurch gezielt Dynamik in ein blockiertes System. Studien zeigen, dass gerade das bewusste Luftanhalten in dieser Abfolge einen Reset-Effekt auf das autonome Nervensystem auslösen kann.

Sie ist besonders hilfreich bei Menschen mit Erschöpfungszuständen, chronischem Stress oder Depressionstendenzen – und ein sanfter Einstieg zurück in die Selbstregulation.

Diese beiden Atemtechniken sind einfache, aber wirkungsvolle Schlüssel zur Aktivierung Ihres inneren Gleichgewichts. Sie kosten nichts, sind jederzeit verfügbar – und trainieren Ihren Vagusnerv wie einen Muskel für innere Stärke, Gelassenheit und Regeneration.

Einfluss langsamer, tiefer Atmung auf das Nervensystem

Langsame, tiefe Atmung aktiviert den Vagusnerv und senkt damit die Aktivität des sympathischen Nervensystems, das für Stress und Anspannung verantwortlich ist. Mit jeder tiefen Atmung wird das parasympathische Nervensystem gestärkt und die Ausschüttung von Stresshormonen wie Cortisol reduziert. Dies führt zu einer natürlichen Reduzierung von körperlicher Anspannung und einem Zustand der inneren Ruhe.

Der Vagusnerv ermöglicht es dem Körper, auf tiefer Ebene zu entspannen und sich zu erholen, indem er die Herztätigkeit und den Blutdruck reguliert. Studien zeigen, dass bereits wenige Minuten langsamer, bewusster Atmung das gesamte Nervensystem positiv beeinflussen können und langfristig die Widerstandskraft gegenüber Stress erhöhen. Diese Art der Atmung fördert eine natürliche innere Stabilität und hilft Ihnen, in herausfordernden Momenten ruhig und gelassen zu bleiben.

Atemübungen für den Alltag

Die Integration von Atemübungen in den Alltag kann eine wirkungsvolle Methode sein, um langfristig Ruhe und Gelassenheit zu fördern. Die folgenden Übungen lassen sich leicht in den Tagesablauf einbauen.

Atempause am Morgen

Beginnen Sie den Tag mit einigen Minuten tiefer Atmung, noch bevor Sie aufstehen. Diese Atempause hilft Ihnen, in einen ruhigen, entspannten Zustand zu kommen, bevor Sie den Tag beginnen. Einige bewusste Atemzüge können den Vagusnerv anregen und den gesamten Tagesverlauf positiv beeinflussen.

Atemfokus in stressigen Momenten

Wenn Sie sich gestresst oder angespannt fühlen, nehmen Sie sich einen Moment für einige langsame, tiefe Atemzüge. Richten Sie Ihre Aufmerksamkeit dabei bewusst auf die Ausatmung, um den Vagusnerv zu aktivieren und den Stress abzubauen.

Die 1-Minute-Atemmeditation

Schließen Sie die Augen und atmen Sie tief und gleichmäßig für eine Minute ein und aus. Diese kurze Atemmeditation können Sie zu jeder Zeit anwenden, um sich wieder zu sammeln und in einen ausgeglichenen Zustand zurückzukehren.

Abendliche Atemübung zum Abschalten

Bevor Sie schlafen gehen, nehmen Sie sich einige Minuten für eine sanfte Atemübung wie die Resonanzatmung. Diese Atemübung fördert die Entspannung und unterstützt einen tiefen, erholsamen Schlaf, indem der Vagusnerv aktiviert wird und das Nervensystem zur Ruhe kommt.

Durch die bewusste Anwendung dieser Atemtechniken können Sie den Vagusnerv gezielt stärken und eine innere Balance aufbauen, die Sie im Alltag begleitet und unterstützt. Atemübungen sind eine einfache, aber sehr wirkungsvolle Methode, um das Nervensystem zu beruhigen, Stress zu reduzieren und die innere Stabilität zu fördern.

KAPITEL 11
Der Vaguscode und die heilige Gemütsruhe

In meiner Praxis mache ich häufig die Erfahrung, dass Menschen nach einem tiefen Gefühl der inneren Ruhe suchen, besonders in Zeiten emotionaler Belastung oder körperlicher Anspannung.

Der Weg zu dieser heiligen Gemütsruhe, einem Zustand von tiefer Gelassenheit und Stabilität, führt oft über die Regulation des autonomen Nervensystems – und dabei spielt der Vagusnerv eine zentrale Rolle.

Doch neben körperlichen Techniken, die den Vagusnerv aktivieren, hat sich die bewusste Verbindung zu Gott oder einer höheren spirituellen Kraft als tiefgreifender Weg zur inneren Ruhe erwiesen.

Viele Menschen, die in meine Praxis kommen, berichten von Stress, Überforderung und einem Gefühl des Kontrollverlusts. Sie suchen nach einem Anker, der ihnen hilft, in den Herausforderungen des Lebens Stabilität zu finden.

Während somatische Übungen und Atemtechniken wertvolle Werkzeuge sind, bemerke ich, dass die spirituelle Dimension einen zusätzlichen, oft entscheidenden Schritt in Richtung tiefer Gelassenheit und Heilung darstellt. Die Verbindung zu einer höheren Kraft kann helfen, das Gefühl der Kontrolle loszulassen und Vertrauen in eine größere Ordnung zu entwickeln.

Vertrauen in eine höhere Ordnung

Wenn das Nervensystem durch den Vagusnerv reguliert wird, entsteht physiologische Ruhe. Doch was oft fehlt, ist das psychologische Vertrauen, das diesen Zustand der Ruhe dauerhaft verankern kann.

Der Glaube an eine göttliche Präsenz, die in allem wirkt, kann dabei unterstützen, innere Ängste loszulassen. Wenn wir darauf vertrauen, dass es eine höhere Ordnung gibt, der wir uns anvertrauen können, fällt es leichter, auch in Zeiten des Umbruchs ruhig zu bleiben.

In meiner Praxis arbeite ich mit Menschen daran, dieses Vertrauen zu kultivieren – durch Atemarbeit, Visualisierungen und das bewusste Einlassen auf spirituelle Rituale.

Gebet als Verbindung und Trost

Ein einfaches, aber kraftvolles Instrument, das ich in meiner Arbeit oft einsetze, ist das *Gebet.*

Gebete beruhigen nicht nur den Geist, sie wirken auch auf das Nervensystem. Studien zeigen, dass regelmäßiges Beten die Herzfrequenzvariabilität erhöht, ein direkter Indikator für die Aktivität des Vagusnervs. Durch das Gebet können Sie sich bewusst mit einer höheren Quelle der Liebe und Weisheit verbinden.

Es wird so zu einem Werkzeug der Beruhigung und der Heilung – es erinnert daran, dass wir nicht allein sind und dass wir von einer unsichtbaren, liebevollen Kraft getragen werden.

Meditation und Kontemplation

Neben dem Gebet spielt auch die *Meditation* eine wichtige Rolle, um in das Feld der heiligen Gemütsruhe einzutreten.

In meiner Praxis leite ich oft geführte Meditationen an, in denen der Fokus auf der Verbindung zu einer göttlichen Gegenwart liegt. Besonders effektiv sind Mantrameditationen oder kontemplative Praktiken, die das Bewusstsein vom Alltag lösen und hin zur inneren Stille führen.

Diese Techniken beruhigen nicht nur den Geist, sondern aktivieren auch den Vagusnerv, der uns hilft, Stress abzubauen und in einen Zustand tiefer Entspannung einzutreten.

Loslassen und Hingabe

Ein weiterer entscheidender Aspekt auf dem Weg zur heiligen Gemütsruhe ist die *Hingabe an das Leben* oder an Gott.

In der spirituellen Praxis bedeutet Hingabe, dass wir aufhören, gegen das Leben anzukämpfen, und stattdessen lernen, mit dem Fluss des Lebens zu gehen. Diese Hingabe löst tiefe Spannungen im Körper und Geist.

Ich begleite Menschen dabei, den Moment bewusst zu akzeptieren, so wie er ist, und sich dem hinzugeben, was sie nicht kontrollieren können. Dieser Akt des Loslassens aktiviert ebenfalls den Vagusnerv und fördert eine tiefe innere Ruhe.

Durch diese spirituellen und körperlichen Praktiken können wir in das Feld der heiligen Gemütsruhe eintreten. Es ist ein Zustand, der sowohl durch die Balance des Nervensystems als auch durch das Vertrauen in eine höhere Kraft entsteht.

Der Vaguscode, den ich in meiner Praxis anwende, bringt diese beiden Dimensionen zusammen: die physische Selbstregulation durch den Vagusnerv und die spirituelle Öffnung zur göttlichen Präsenz. Beides zusammen führt zu einem Zustand von Gelassenheit, Stabilität und innerer Sicherheit, den ich als die Essenz der heiligen Gemütsruhe bezeichne.

KAPITEL 12

Selbstregulation und Stabilität durch vagale Übungen

Der Vagusnerv ist weit mehr als ein bloßer Nerv. Er kann als stabilisierender emotionaler Anker dienen, der uns hilft, auch in schwierigen Momenten geerdet und ruhig zu bleiben. Durch gezielte vagale Stimulation lernen wir, unseren inneren Zustand zu regulieren und auf Stress und emotionale Herausforderungen auf eine gesunde Weise zu reagieren.

Mit regelmäßigen Übungen lässt sich der Vagusnerv trainieren, was langfristig zu größerer emotionaler Stabilität und Selbstregulation führt.

In diesem Kapitel lernen Sie Techniken und Übungen kennen, die helfen, den Vagusnerv zu stärken und so Stabilität und Gelassenheit im Alltag zu fördern.

Der Vagusnerv als stabilisierender emotionaler Anker

Der Vagusnerv agiert wie ein emotionaler Anker, der uns hilft, in Situationen von Stress oder Anspannung einen Zustand der Ruhe und Sicherheit wiederzufinden.

Besonders der ventrale Zweig des Vagusnervs ermöglicht es uns, die Herausforderungen des Alltags mit Gelassenheit zu bewältigen, da er den Zustand der „ventral-vagalen Sicherheit" unterstützt. In diesem Zustand fühlen wir uns sicher, entspannt und in Kontakt mit unserer Umwelt und uns selbst.

Dieser innere Anker wird durch regelmäßiges Training des Vagusnervs verstärkt. Wenn wir lernen, den Zustand unseres Nervensystems zu erkennen – sei es die sympathische Aktivierung (Stress und Anspannung), die dorsale Erstarrung (Rückzug und Isolation) oder die ventral-vagale

Sicherheit –, können wir gezielt darauf hinarbeiten, diesen Anker in uns zu aktivieren und bewusst in den Zustand der Sicherheit zurückzukehren. Dies befähigt uns, auch in emotional schwierigen Momenten eine stabile innere Basis zu bewahren.

Wie Sie durch vagale Stimulation emotionale Herausforderungen meistern

Emotionale Herausforderungen gehören zum Leben, doch der Vagusnerv kann uns helfen, sie mit mehr Gelassenheit zu meistern. Durch vagale Stimulation können wir die stressbedingten Reaktionen unseres Körpers abmildern und uns auf eine gesunde Weise stabilisieren.

Wenn Sie sich in einem Moment großer emotionaler Belastung befinden, erinnern Sie sich an die Atemtechniken oder die Visualisierung sicherer Orte, um sich schnell wieder zu beruhigen.

Ein trainierter Vagusnerv ermöglicht es Ihnen, intensiven Emotionen mit mehr Stabilität zu begegnen, indem Sie lernen, Ihre physiologischen Reaktionen zu steuern. So bleiben Sie in emotional aufwühlenden Momenten besser geerdet und können Ihre Reaktionen ganz bewusst beeinflussen.

Wie man den Vagusnerv trainiert: Techniken zur emotionalen Stabilisierung

Der *Vaguscode* bietet einige zentrale Übungen, die dazu beitragen, den Vagusnerv zu stimulieren, die Stressbelastung zu senken und zu einer heiteren, ausgeglichenen Gemütsruhe zurückzufinden.

Die folgenden Übungen bilden eine Grundlage, um den Vagusnerv aktiv zu stärken und die Selbstregulation zu fördern.

Tiefe, bewusste Atmung (Vagusatem)

Tiefes, langsames Atmen ist eine der effektivsten Methoden, um den Vagusnerv zu stimulieren. Diese Atemtechnik fördert den parasympathischen Zustand und beruhigt das Nervensystem.

Übung:

- Setzen oder legen Sie sich bequem hin.
- Atmen Sie langsam durch die Nase ein und zählen Sie dabei bis 4.
- Halten Sie den Atem für 4 Sekunden an.
- Atmen Sie durch den Mund für 6 bis 8 Sekunden aus.
- Wiederholen Sie diesen Ablauf für 5 bis 10 Minuten, um eine beruhigende Wirkung auf den Vagusnerv zu erzielen.

Der Tauchreflex: Schnelle Aktivierung des Vagusnervs durch kaltes Wasser

Der sogenannte Tauchreflex ist ein natürlicher Schutzmechanismus, der über das Gesicht ausgelöst wird und sofort den Vagusnerv stimuliert. Bereits wenige Sekunden genügen, um den Puls und die Aktivität des Sympathikus zu senken – ideal bei Stress, Unruhe oder Angst. So wenden Sie ihn an:

Variante 1: Gesicht benetzen oder eintauchen

- Atmen Sie zwei- bis dreimal ruhig ein und aus (z. B. 4 Sekunden ein, 7 Sekunden aus).
- Halten Sie nach dem Ausatmen kurz die Luft an.
- Benetzen Sie nun Ihr Gesicht mit kaltem Wasser oder tauchen Sie es für 10 bis 30 Sekunden kurz in eine mit kaltem Wasser gefüllte Schüssel.
- Atmen Sie anschließend ruhig weiter.

Variante 2: Eispack auflegen

Legen Sie ein gekühltes Gelpad oder einen kalten, nassen Waschlappen auf Stirn, Wangen und Nase – für etwa 30 bis 60 Sekunden. Atmen Sie dabei bewusst langsam (4 Sekunden ein, 6 bis 8 Sekunden aus).

Anwendung:

- bei akuter innerer Anspannung oder Herzklopfen

- vor dem Schlafengehen zur Beruhigung
- als tägliches Ritual zur Aktivierung des Vagusnervs

Hinweis: nicht bei Herzrhythmusstörungen oder Kreislaufproblemen ohne vorherige Rücksprache mit Ihrem Arzt anwenden

Summen oder Singen

Singen oder Summen stimuliert den Vagusnerv über die Vibrationen, die dabei im Kehlkopf und in den Vokaltrakten erzeugt werden. Dies führt zu einer natürlichen Aktivierung des parasympathischen Nervensystems.

Übung:

- Nehmen Sie sich ein paar Minuten Zeit, um ein Lied zu singen, das Ihnen Freude bereitet.
- Alternativ können Sie ein einfaches *OM* tönen oder eine Summübung machen.
- Summen in einer tiefen Tonlage verstärkt die Vibrationen und wirkt besonders beruhigend.

Sanfte Dehnungen und Yoga (vagusfreundliche Haltungen)

Bestimmte Yogaübungen, insbesondere solche, die den Brustkorb öffnen und sanft die Wirbelsäule dehnen, können den Vagusnerv stimulieren und helfen, Stress zu reduzieren. Auch sanfte Drehungen haben einen positiven Effekt.

Übung:

- Fokussieren Sie sich auf Yogapositionen wie die *Brücke*, den *herabschauenden Hund* und sanfte *Drehhaltungen* im Sitzen oder Liegen.
- Halten Sie jede Position zwischen 30 Sekunden und einer Minute, atmen Sie dabei tief und langsam.

Achtsame Körperwahrnehmung

Das bewusste Wahrnehmen des Körpers, wie das bewusste Spüren des Atems oder das Fokussieren auf einzelne Körperteile, fördert die Verbindung zum gegenwärtigen Moment. Diese Art der Achtsamkeit stärkt die vagale Aktivität und fördert eine tiefe, natürliche Stabilität.

Progressive Muskelentspannung

Die progressive Muskelentspannung nach Jacobson ist eine Technik, bei der Sie verschiedene Muskelgruppen im Körper anspannen und dann bewusst entspannen. Dies aktiviert den Vagusnerv, indem es dem Körper signalisiert, sich zu beruhigen.

Übung:

- Beginnen Sie mit den Füßen und arbeiten Sie sich nach oben durch den Körper.
- Spannen Sie jede Muskelgruppe (z. B. Füße, Beine, Bauch, Hände, Arme, Schultern, Gesicht) für 5 bis 10 Sekunden fest an.
- Entspannen Sie danach bewusst die Muskeln für 10 bis 20 Sekunden.
- Wiederholen Sie dies für jede Muskelgruppe, während Sie tief und langsam atmen.

Diese sechs Übungen bilden die Basis für den *Vaguscode* und ermöglichen es, in stressigen Momenten zur Ruhe zu kommen, die Aktivität des Vagusnervs zu fördern und langfristig eine stabile, ausgeglichene emotionale und körperliche Gesundheit zu erreichen.

Praktische Übungen für Erdung in stressigen Momenten

Ein gut trainierter Vagusnerv hilft uns, in schwierigen Momenten geerdet und ruhig zu bleiben.

Wenn Sie Ihre Selbstregulation stärken, können Sie auf innere Ressourcen zurückgreifen, die Ihnen helfen, auch in stressigen Situationen die Kontrolle zu behalten. Versuchen Sie, regelmäßig vagale Übungen in Ihren Alltag zu integrieren, um eine stabile Grundlage für emotionale und körperliche Herausforderungen zu schaffen.

Durch das Training des Vagusnervs gewinnen Sie ein neues Maß an innerer Stabilität und Ruhe, das Ihnen in allen Lebenslagen zugutekommt. Die Fähigkeit zur Selbstregulation ist ein wertvolles Geschenk, das uns in die Lage versetzt, sowohl die Höhen als auch die Tiefen des Lebens mit Stärke und Gelassenheit zu meistern.

In stressigen Situationen kann es eine Herausforderung sein, den Kontakt zur inneren Ruhe nicht zu verlieren. Die folgenden einfachen Übungen können Sie direkt anwenden, um in stressigen Momenten geerdet zu bleiben.

Die 5-4-3-2-1-Methode

Diese Übung hilft Ihnen, die Aufmerksamkeit auf den Moment zu lenken. Schauen Sie sich um und nennen Sie fünf Dinge, die Sie sehen, vier Dinge, die Sie hören, drei Dinge, die Sie berühren, zwei Dinge, die Sie riechen, und einen Geschmack, den Sie im Mund wahrnehmen. Diese Methode bringt den Geist sofort in die Gegenwart und beruhigt das Nervensystem.

Selbstumarmung

Eine Selbstumarmung kann eine einfache, aber kraftvolle Übung sein. Umarmen Sie sich selbst, spüren Sie den Druck und lassen Sie Ihre Hände auf den Oberarmen ruhen. Diese Berührung aktiviert den Vagusnerv und vermittelt ein Gefühl von Selbstfürsorge und innerer Sicherheit.

Langsame Ausatmung

Atmen Sie tief ein und lassen Sie die Luft langsam durch die Lippen wieder ausströmen. Diese verlängerte Ausatmung hilft, das Nervensystem zu beruhigen, und vermittelt ein Gefühl von innerer Ruhe und Kontrolle.

Visualisierung sicherer Orte

Stellen Sie sich einen Ort vor, an dem Sie sich absolut sicher und geborgen fühlen. Diese Visualisierung fördert das Gefühl der inneren Sicherheit und beruhigt das Nervensystem, indem der ventrale Vaguszweig aktiviert wird.

KAPITEL 13

Der Vagusnerv und die Heilung von Traumata: Vom Überlebensmodus zur Selbstfürsorge

Traumatische Erlebnisse hinterlassen oft tiefe Spuren im Nervensystem, die den Körper in einem Zustand der Alarmbereitschaft und des Schutzes gefangen halten. Dieser Zustand, der als „Überlebensmodus“ bekannt ist, kann dazu führen, dass wir ständig in erhöhter Anspannung, Übererregung oder Erstarrung verharren.

Vier Ebenen zur mentalen Stärke und emotionalen Freiheit durch Präsenz und Traumaintegration

Um echte Resilienz und mentale Stärke zu erreichen, beginnt der Weg bei der Basis der Trennung von Emotionen und Gefühlen. Viele Menschen erleben Phasen im Leben, in denen sie sich von ihren inneren Emotionen und Bedürfnissen abkapseln, sei es durch berufliche Anforderungen, stressige Lebensumstände oder die unbewusste Verdrängung schwieriger Erlebnisse. Diese „Ebene 0“ der Trennung von Emotionen ist oft der Ausgangspunkt auf der Reise zur Resilienz.

Der *Resilienzkompass* beschreibt vier aufbauende Ebenen, die Schritt für Schritt dabei helfen, zu einem tiefen, stabilen und ausgeglichenen Leben zu gelangen.

Ebene 0: Getrenntsein von Emotionen und Gefühlen

Viele Menschen beginnen ihren Weg zur Resilienz mit einem Zustand, in dem sie sich von ihren Emotionen und Gefühlen getrennt fühlen.

Oft zeigt sich diese Ebene als eine Art Abkopplung von inneren Bedürfnissen, was zu chronischer Anspannung und einem Gefühl innerer Leere führen kann. Diese Trennung verhindert jedoch eine wirkliche Verarbeitung und Integration des Erlebten und ist häufig begleitet von körperlichem und psychischem Stress.

Ebene 1: Körperliche Gesundheit, bewusste Entscheidung und positive Gedankenmuster

Die erste Ebene legt das Fundament für Resilienz, indem sie die Bedeutung der körperlichen Gesundheit hervorhebt. Hier steht die bewusste Entscheidung im Vordergrund, resilienter zu werden und Verantwortung für das eigene Wohlbefinden zu übernehmen.

Sport, eine ausgewogene Ernährung und eine strukturierte Morgenroutine fördern das physische Wohlbefinden und schaffen eine Grundlage für geistige und emotionale Stärke.

Positive Gedankenmuster, wie sie von Dr. Joe Dispenza beschrieben werden, spielen ebenfalls eine zentrale Rolle. Dispenza zeigt auf, dass der Geist plastisch ist und sich durch regelmäßiges Training auf Heilung und Wachstum ausrichten lässt. Durch die Kultivierung einer positiven inneren Haltung wird die mentale Resilienz gestärkt und das Selbstbewusstsein wird erhöht.

Diese Ebene stellt also nicht nur den physischen Körper in den Mittelpunkt, sondern verankert gleichzeitig die bewusste Ausrichtung auf ein Leben in Stärke und Stabilität. Ernährung und Sport spielen hier eine Hauptrolle.

Ebene 2: Emotionale Resilienz und soziale Verbundenheit durch Achtsamkeit und gewaltfreie Kommunikation

Die zweite Ebene geht über die körperliche Dimension hinaus und widmet sich der emotionalen Stabilität und sozialen Resilienz. Achtsamkeit hilft, im Hier und Jetzt zu bleiben und die eigenen Gefühle bewusst wahrzunehmen, ohne sich von negativen Emotionen überwältigen zu lassen. Dies fördert eine innere Ruhe und Klarheit, die besonders in stressigen Momenten von großem Wert ist.

Gewaltfreie Kommunikation nach Marshall Rosenberg ergänzt diese Ebene, indem sie lehrt, eigene Bedürfnisse und Gefühle klar und einfühlsam auszudrücken. Diese Form der Kommunikation schafft einen harmonischen Umgang mit anderen und fördert empathische Beziehungen. So wird die Resilienz auf sozialer Ebene gestärkt, was entscheidend dazu beiträgt, Herausforderungen im Miteinander souverän zu meistern und Konflikten vorzubeugen.

Ebene 3: Innere Heilung durch Traumaintegration und Annahme dessen, was ist und war

Auf der dritten Ebene liegt der Fokus auf der Integration von Traumata und der Akzeptanz der Vergangenheit.

Anstatt schmerzhafte Erinnerungen zu verdrängen, wird der Mensch hier eingeladen, sich ihnen bewusst zu stellen und sie als Teil der eigenen Lebensgeschichte zu akzeptieren. Die Arbeit mit unbewussten Verletzungen schafft Raum für Heilung und setzt Energie frei, die vorher durch innere Blockaden gebunden war.

Diese Ebene führt zu einer tiefen psychischen Resilienz, indem alte Muster gelöst werden und das Vertrauen in die eigene Kraft gestärkt wird. Die Akzeptanz dessen, was war, bringt eine innere Ruhe und emotionale Stärke, die nicht länger von der Vergangenheit beeinflusst wird. Dieser Prozess ermöglicht einen neuen, freien Umgang mit den eigenen Erlebnissen und sorgt für mehr Leichtigkeit und Klarheit im Alltag.

Ebene 4: Bewusstsein 3.0 – Dankbarkeit, Hingabe, Liebe, heiliger Gleichmut und Freude

Die vierte Ebene repräsentiert eine spirituelle und existenzielle Form der Resilienz, die als *Bewusstsein 3.0* bezeichnet werden kann.

Hier stehen Dankbarkeit, Hingabe, Liebe, heiliger Gleichmut und Freude im Mittelpunkt. Diese Qualitäten helfen, das Leben in seiner Ganzheit zu akzeptieren und ein Gefühl inneren Friedens zu entwickeln. Dankbarkeit lenkt den Fokus auf das Positive und ermöglicht, in jeder Situation das Geschenk zu erkennen.

Hingabe und heiliger Gleichmut fördern die Fähigkeit, das Leben zu akzeptieren, wie es ist – mit seinen Höhen und Tiefen, ohne an äußeren Umständen zu haften. Liebe und Freude schaffen ein Gefühl der inneren Erfüllung, das unabhängig von äußeren Bedingungen ist. Der heilige

Gleichmut erlaubt es, in herausfordernden Zeiten zentriert zu bleiben und sich nicht aus dem Gleichgewicht bringen zu lassen.

Diese Ebene repräsentiert die tiefste und nachhaltigste Form der Resilienz, bei der innere Ruhe, Mitgefühl und ein freudiges, erfülltes Dasein kultiviert werden.

Der Vaguscode und seine Bedeutung in der Traumaintegration

In meiner Praxis beobachte ich regelmäßig, wie entscheidend der Vagusnerv für die Heilung von Traumata ist.

Der Vaguscode – also die bewusste Stärkung und gezielte Aktivierung des Vagusnervs – spielt eine Schlüsselrolle, wenn es darum geht, das Nervensystem zu regulieren und Menschen bei der Integration traumatischer Erfahrungen zu unterstützen.

Der Vagusnerv ist, wie auch von Fachleuten wie Arielle Schwartz, Gopal Klein und Deb Dana beschrieben, der zentrale Akteur in diesem Prozess, da er sowohl unser autonomes Nervensystem beruhigt als auch unsere Fähigkeit zur emotionalen Selbstregulation unterstützt.

Die transformative Kraft des Vagusnervs in der Traumaheilung

Traumatische Erlebnisse hinterlassen oft tiefe Spuren im Nervensystem. Menschen, die durch Traumata geprägt sind, erleben häufig extreme Zustände – entweder als chronische Übererregung, die in ständiger Wachsamkeit oder Angst resultiert, oder als Erstarrung, die durch emotionale Taubheit oder Dissoziation gekennzeichnet ist. Diese Zustände können lange anhalten, da das Nervensystem die traumatischen Erlebnisse nicht vollständig verarbeitet hat und in einer Art „Gefahrenmodus“ verharrt.

Was Deb Dana in ihrer Arbeit mit der Polyvagal-Theorie deutlich macht – und was ich ebenfalls in meiner Praxis beobachte –, ist, dass der Vagusnerv der Schlüssel zur Rückkehr in einen Zustand der Sicherheit ist. Der *Vaguscode* ermöglicht es, über gezielte Techniken den ventralen Zweig des Vagusnervs zu aktivieren, der für soziale Verbundenheit, Beruhigung und Sicherheit verantwortlich ist. Dieser Zustand der Sicherheit ist essenziell, um Traumata nicht nur zu überleben, sondern sie zu integrieren und emotional zu verarbeiten.

Deb Dana: Der Vagusnerv als Brücke zur Sicherheit

Deb Dana, eine führende Stimme in der Anwendung der Polyvagal-Theorie zur Traumatherapie, beschreibt, dass Trauma die Fähigkeit des Nervensystems, sich sicher zu fühlen, massiv beeinträchtigt.

Das Nervensystem verliert seine Flexibilität, zwischen verschiedenen Zuständen zu wechseln – etwa zwischen Aktivierung und Ruhe. Dies führt dazu, dass Menschen entweder in einem Zustand chronischer Übererregung (Kampf-oder-Flucht-Modus) feststecken oder in einen Zustand der Erstarrung (Shutdown) übergehen.

Der Vaguscode, wie Dana ihn beschreibt, zielt darauf ab, dem Nervensystem diese Flexibilität zurückzugeben. Sie erklärt, dass der Vagusnerv besonders auf Signale von Sicherheit und Gefahr reagiert. Traumatisierte Menschen sind häufig nicht mehr in der Lage, zwischen realer Gefahr und einer als gefährlich wahrgenommenen Situation zu unterscheiden, was dazu führt, dass das Nervensystem ununterbrochen auf „Alarmbereitschaft" eingestellt bleibt.

Dana betont, dass die *Neurozeption* – der unbewusste Prozess, mit dem das Nervensystem Sicherheit oder Bedrohung erkennt – bei traumatisierten Menschen oft fehlgeleitet ist. Sie erklärt, dass der Vaguscode hilft, die Neurozeption zu „korrigieren", indem der Vagusnerv aktiviert und in sichere soziale Interaktionen eingebunden wird.

Auf diese Weise lernt das Nervensystem allmählich wieder, zwischen realer Bedrohung und sicherer Umgebung zu unterscheiden. Diese Rückkehr zur *Sicherheit* ist entscheidend für die Heilung von Traumata.

Arielle Schwartz: Vom Trauma zur Herzöffnung

Arielle Schwartz beschreibt den Heilungsprozess nach einem Trauma als *Erwachen des spirituellen Herzens.* Sie geht dabei noch einen Schritt weiter als Deb Dana, indem sie die Traumaheilung nicht nur als Wiederherstellung des emotionalen Gleichgewichts, sondern als eine Gelegenheit zur spirituellen Transformation sieht.

Schwartz zeigt, dass der *Vagusnerv die Brücke* zwischen Körper, Geist und Seele ist und uns dabei hilft, uns nach traumatischen Erlebnissen wieder mit uns selbst und anderen zu verbinden.

Was ich in meiner Praxis ebenfalls erlebe, ist, dass die Stärkung des Vagusnervs durch Techniken wie tiefe Atmung, Achtsamkeit und körperliche Bewegungen nicht nur das Nervensystem beruhigt, sondern auch zu einer *Öffnung des Herzens* führt.

Menschen, die gelernt haben, ihren Vagusnerv gezielt zu aktivieren, berichten oft von einem neuen Gefühl der *Verbundenheit* – mit sich selbst, ihren Emotionen und anderen Menschen.

Gopal Klein: Der Vagusnerv als Weg zur somatischen Heilung

Gopal Klein setzt auf eine Kombination aus *somatischen Übungen und Atemtechniken*, um den Vagusnerv zu aktivieren und so das Nervensystem zu beruhigen.

Was Klein betont – und was ich auch in meiner Arbeit beobachte –, ist die Bedeutung der *körperlichen Verarbeitung von Traumata*. Er beschreibt den Vagusnerv als Brücke zwischen Geist und Körper und zeigt, dass die Heilung von Traumata nur möglich ist, wenn auch der Körper in den Heilungsprozess einbezogen wird.

Klein arbeitet mit gezielten körperorientierten Ansätzen, die darauf abzielen, traumatische Erlebnisse auf der Ebene des Nervensystems zu „entladen". Indem der Vagusnerv durch sanfte Bewegungen, tiefe Atmung und bewusste Körperwahrnehmung aktiviert wird, kann der Körper aus dem *chronischen Überlebensmodus* zurück in einen Zustand der Sicherheit und Ruhe gelangen. Diese körperliche Heilung ist entscheidend, um die oft tief in den Körper eingebetteten Traumata vollständig zu integrieren.

Integration der Ansätze: Der Vaguscode als Werkzeug zur Traumaverarbeitung

Der Vaguscode, wie er in den Ansätzen von Deb Dana, Arielle Schwartz und Gopal Klein beschrieben wird, ist für mich der Schlüssel zur Traumaintegration. Durch die gezielte Aktivierung des Vagusnervs können traumatische Erfahrungen sicher verarbeitet und in das Nervensystem integriert werden. Diese Integration ist der entscheidende Unterschied zwischen der bloßen Bewältigung eines Traumas und der echten *Heilung*.

Deb Dana betont dabei die zentrale Rolle der *Neurozeption* und die Notwendigkeit, dem Nervensystem durch den Vaguscode wieder zu ermöglichen, zwischen Sicherheit und Bedrohung zu unterscheiden.

Arielle Schwartz hebt die *spirituelle Dimension* der Traumaheilung hervor, indem sie zeigt, dass die Aktivierung des Vagusnervs nicht nur emotionale Heilung, sondern auch ein tiefes Gefühl der Herzöffnung und Verbundenheit ermöglicht.

Gopal Klein schließlich bringt die *somatische Dimension* der Traumaheilung in den Vordergrund, indem er zeigt, wie wichtig es ist, den Körper aktiv in den Heilungsprozess einzubeziehen.

Fazit: Der Vaguscode als Schlüssel zur Heilung und Integration von Traumata

Der Vaguscode ist für mich ein unverzichtbares Werkzeug, um tiefsitzende Traumata zu heilen und zu integrieren.

In meiner Praxis beobachte ich, wie Menschen durch die Stärkung ihres Vagusnervs in der Lage sind, aus chronischen Zuständen der Übererregung oder Erstarrung herauszukommen und zu einem Gefühl der Sicherheit und Gelassenheit zurückzufinden.

Die *Polyvagal-Gesetze*, wie sie von Deb Dana, Arielle Schwartz und Gopal Klein beschrieben werden, bieten eine wissenschaftlich fundierte und ganzheitliche Grundlage für die Heilung von Traumata. Sie zeigen, dass der Vagusnerv nicht nur ein körperlicher Mechanismus ist, sondern der Schlüssel zur emotionalen und spirituellen Heilung. Der Vaguscode ermöglicht es, das Nervensystem zu regulieren, traumatische Erlebnisse zu integrieren und eine tiefe *innere Ruhe und Gelassenheit* zu finden, die für die langfristige Gesundheit entscheidend sind.

Die Tiefe der Traumatherapie: Einblicke in die Arbeit von Bessel van der Kolk und Peter Levine

In meiner Praxis erlebe ich immer wieder, wie tief verwurzelt Traumata im Körper und im Geist sind.

Um die Heilung von Trauma umfassend zu verstehen, sind die Arbeiten von zwei der bedeutendsten Traumatherapeuten der Welt von unschätzbarem Wert: Dr. Bessel van der Kolk und Dr. Peter A. Levine.

Ihre Bücher bieten nicht nur theoretische, sondern auch sehr praktische Ansätze zur Heilung von Trauma. Sie liefern tiefe Einsichten, die meine Arbeit im Zusammenhang mit dem *Vaguscode* und der Regulation des Nervensystems entscheidend bereichern.

Bessel van der Kolk: „Der Körper hält die Erinnerung fest"

Dr. Bessel van der Kolk, ein führender Experte in der Erforschung von Trauma, beschreibt in seinem Bestseller *Das Trauma in dir*, dass Trauma tief im Körper verwurzelt ist. Er zeigt, dass traumatische Erlebnisse nicht nur psychologische Wunden hinterlassen, sondern auch physische Spuren im Nervensystem und in den Körperzellen. Diese *körperlichen Erinnerungen* beeinflussen, wie Menschen auf Stress und Emotionen reagieren.

Van der Kolk betont, dass klassische Gesprächstherapien oft nicht ausreichen, um tiefsitzende Traumata zu heilen, weil sie das körperliche Empfinden vernachlässigen. Traumatisierte Menschen erleben oft eine Dissoziation, eine Trennung von ihren körperlichen Empfindungen und Emotionen. In diesen Fällen ist es entscheidend, den Körper aktiv in den Heilungsprozess einzubeziehen. Der *Vaguscode*, wie er in meiner Praxis zum Einsatz kommt, bietet hier einen klaren Ansatzpunkt. Van der Kolk erklärt, dass durch die Regulation des Vagusnervs das autonome Nervensystem beruhigt wird, was dem Körper hilft, sich zu entspannen und die traumatischen Reaktionen zu verarbeiten.

Van der Kolks Arbeit zeigt auf, *dass der Körper buchstäblich das Trauma „speichert"* – sei es in Form von Muskelverspannungen, chronischem Stress oder einem permanenten Zustand der Übererregung. Durch Techniken wie Atemübungen, Körperarbeit, Yoga und Achtsamkeit kann der Körper lernen, diese gespeicherten Erinnerungen loszulassen und wieder in einen Zustand der Sicherheit zurückzukehren. Der Vagusnerv spielt hierbei eine zentrale Rolle, da er über die Regulation des Nervensystems eine direkte Verbindung zwischen Körper und Geist schafft.

Peter Levine: „Das Erwachen des Tigers" – Die Kraft des Körpers nutzen

Dr. Peter A. Levine, der Begründer der Somatic-Experiencing-Methode, erklärt in seinem Buch *Trauma-Heilung: Das Erwachen des Tigers*, dass Trauma im Körper „gefangen" bleibt, wenn es nicht vollständig verarbeitet wird.

Er geht davon aus, dass der Körper bei einer traumatischen Erfahrung in einen Zustand des „Einfrierens" oder der Erstarrung gerät. Wenn der Körper nicht die Gelegenheit bekommt, diese Reaktionen zu „entladen", bleibt die Energie im Nervensystem stecken und führt zu langfristigen körperlichen und emotionalen Symptomen.

Die Theorie von Levine basiert auf der Beobachtung von Tieren in der Wildnis, die nach einem traumatischen Ereignis wie dem Angriff eines Raubtieres ihre überlebensbedingte „Erstarrung" durch intensive körperliche Bewegungen, Zittern oder andere Ausdrucksformen „entladen".

Menschen, so Levine, haben diese Fähigkeit verloren oder unterdrücken sie, was dazu führt, dass Traumata sich in chronischem Stress, Angst und körperlichen Symptomen manifestieren.

Seine Methode des *Somatic Experiencing* zielt darauf ab, den Menschen zu helfen, diesen blockierten Überlebensinstinkt wieder freizusetzen. Durch langsame, achtsame Bewegungen und körperliche Übungen wird das Nervensystem allmählich von der eingeschlossenen Energie befreit.

Ich sehe in meiner Arbeit immer wieder, wie wichtig es ist, den Körper in den Heilungsprozess einzubeziehen. Der *Vaguscode* unterstützt diesen Prozess, indem er den Körper auf subtile Weise beruhigt und dem Nervensystem erlaubt, sich wieder zu regulieren und traumatische Energien abzubauen.

Die Verbindung zwischen Körper und Nervensystem: Der Vaguscode und die Lehren von van der Kolk und Levine

Sowohl Bessel van der Kolk als auch Peter Levine haben klar gezeigt, dass Trauma nicht nur im Kopf, sondern tief im Körper und im Nervensystem verwurzelt ist. Van der Kolk betont die Rolle des Körpers als Speicher von traumatischen Erinnerungen, während Levine zeigt, wie wichtig es ist, diese körperlichen Reaktionen zu entladen, um das Trauma zu lösen. Beide

Ansätze ergänzen sich hervorragend, um ein ganzheitliches Verständnis von Trauma zu entwickeln.

Was ich in meiner Praxis als besonders wertvoll empfinde, ist die Art und Weise, wie diese beiden Ansätze mit dem *Vaguscode* zusammenwirken. Der Vagusnerv ist, wie von beiden Autoren anerkannt, ein zentrales Instrument, um den Körper aus dem Überlebensmodus zu befreien und in einen Zustand der Ruhe und Erholung zu bringen. Der Vaguscode integriert somatische Techniken und Atemübungen, wie sie sowohl van der Kolk als auch Levine beschreiben, um das Nervensystem wieder in Balance zu bringen.

Der Vaguscode in der Traumatherapie: Praktische Anwendungen

Atemtechniken zur Beruhigung des Nervensystems

Bessel van der Kolk beschreibt, wie Atemübungen den Vagusnerv aktivieren und dadurch das autonome Nervensystem beruhigen. Tiefes, gleichmäßiges Atmen hilft, das Nervensystem aus einem hyperaktiven Zustand in einen Zustand der Entspannung zu führen.

Somatische Übungen

Peter Levine zeigt, dass der Körper das Trauma durch Bewegung und Achtsamkeit loslassen kann. Durch sanfte somatische Übungen kann die im Nervensystem eingeschlossene Energie entladen und das Trauma auf körperlicher Ebene verarbeitet werden.

Yoga und achtsame Bewegung

Van der Kolk empfiehlt auch den Einsatz von Yoga, um den Körper wieder zu spüren und das Nervensystem zu beruhigen. Yoga aktiviert den Vagusnerv und fördert die Rückkehr zu einem Zustand der Sicherheit.

„Ehrliches Mitteilen" nach Gopal Klein

Unser autonomes Nervensystem, das uns normalerweise in harmonische Verbindungen führt, kann durch belastende Erfahrungen in der Kindheit beeinträchtigt werden. Diese Störungen hindern uns häufig daran, gesunde Beziehungen aufzubauen, und führen nicht selten zu emotionalem Leiden.

Gopal Norbert Klein hebt in seinem Werk *Der Vagus-Schlüssel zur Traumaheilung: Wie »Ehrliches Mitteilen« unser Nervensystem reguliert* die fundamentale Bedeutung von authentischer Kommunikation hervor. Diese Form des Austauschs ermöglicht es nicht nur, die eigene Wahrheit zu artikulieren, sondern fördert auch das Verständnis und die Empathie zwischen Menschen.

Klein präsentiert mit seiner Kommunikationsmethode eine Struktur, die es den Teilnehmenden ermöglicht, sich in einem geschützten Raum über ihre inneren Bewegungen auszutauschen. Diese ehrliche und respektvolle Kommunikation fördert nicht nur das Verständnis füreinander, sondern auch die Fähigkeit, sich zu entspannen und wieder wohlzufühlen.

Besonders relevant wird dieser Ansatz in der Arbeit mit dem Vagusnerv. Durch das ehrliche Teilen von Erfahrungen und Empfindungen können wir die Aktivität des Vagusnervs positiv beeinflussen. Klein argumentiert, dass ein offenes Gespräch über traumatische Erlebnisse nicht nur eine kathartische Wirkung hat, sondern auch zur Stärkung der Vagusnervaktivität beiträgt. Indem wir unsere Verletzlichkeit zeigen, ermöglichen wir es uns selbst und anderen, ein Gefühl der Sicherheit zu erfahren, was wiederum den Heilungsprozess fördert.

Die Heilung von Trauma geschieht oft nicht im Stillen, sondern durch das Teilen und Verbinden mit anderen. Durch das Praktizieren des „Ehrlichen Mitteilens“ können Sie Ihre Beziehungen heilen und stärken, indem Sie lernen, authentisch zu sein und sich in einem regulierten Zustand des Seins zu erfahren. So wird der Weg geebnet für eine erfüllte Gemeinschaft, in der Mitgefühl und Vertrauen gedeihen können.

Fazit: Tiefe Heilung durch Körper, Geist und Vaguscode

Die Arbeit von Bessel van der Kolk und Peter Levine hat mein Verständnis von Trauma und Heilung tief beeinflusst. Beide betonen, dass Trauma nicht nur mental, sondern auch körperlich gelöst werden muss. Durch die Kombination ihrer Ansätze mit dem *Vaguscode* wird deutlich, dass die Heilung von Trauma ein ganzheitlicher Prozess ist, der den Körper, den Geist und das Nervensystem einschließt.

Der *Vaguscode* bietet dabei einen wirksamen Rahmen, um das Nervensystem zu beruhigen, körperliche Traumareaktionen zu entladen und Menschen zu helfen, wieder in einen Zustand der Sicherheit, Gelassenheit und emotionalen Stabilität zurückzufinden.

Van der Kolk und Levine haben gezeigt, dass die Heilung von Trauma tief im Körper beginnt – und der Vagusnerv ist das Werkzeug, das diesen Prozess ermöglicht. Gopal Klein gibt uns mit dem „Ehrlichen Mitteilen" ein Werkzeug an die Hand, mittels dessen wir uns uns selbst und anderen in Sicherheit offenbaren und unsere Beziehungen vertiefen können.

KAPITEL 14

Depression als Ausdruck dorsaler Vagusaktivität: Behandlungsansätze weltweit

In diesem Kapitel erweitern wir unser Verständnis darüber, wie verschiedene Kulturen weltweit Depression als Ausdruck dorsaler Vagusaktivität interpretieren und behandeln. Die kulturelle Vielfalt bietet ein breites Spektrum an therapeutischen Ansätzen, von traditionellen Praktiken bis hin zu modernen medizinischen Interventionen. Jede Kultur nutzt ihre eigene reiche Geschichte und Philosophie, um effektive Behandlungsmethoden zu entwickeln.

Indische Kultur

Yoga

Spezielle Yogahaltungen, die auf die Entspannung des Körpers und des Geistes abzielen, fördern die Regulierung des Vagusnervs.

Ayurvedische Medizin

Der Einsatz von speziellen Kräutern und Ernährungsplänen verbessert das Gleichgewicht der drei Doshas und stabilisiert so den mentalen Zustand.

Pranayama (Atemübungen)

Techniken wie die langsamen tiefen Atemzüge des *Anuloma Viloma* helfen, den Parasympathikus zu stimulieren und das Nervensystem zu beruhigen.

Meditation

Tägliche Meditation hilft, das Bewusstsein zu schärfen und eine tiefere Selbstwahrnehmung und innere Ruhe zu fördern.

Chinesische Kultur

Akupunktur

Feine Nadeln werden in spezifische Punkte eingeführt, um den Energiefluss (Qi) zu regulieren und den dorsalen Vagus zu beruhigen.

Tai Chi

Langsame, fließende Bewegungen helfen, Stress abzubauen und die Körperwahrnehmung zu erhöhen.

Kräutertherapie

Der Einsatz spezifischer Kräuter zielt darauf ab, das emotionale Gleichgewicht zu unterstützen und den Geist zu beruhigen.

Qigong

Energetische Körperübungen verbessern die Zirkulation des Qi und aktivieren die Selbstheilungskräfte.

Japanische Kultur

Morita-Therapie

Die Akzeptanz von Gefühlen ohne einen Versuch der Veränderung fördert den natürlichen psychologischen Heilungsprozess.

Naikan-Therapie

Selbstreflexion fördert Dankbarkeit und ein besseres Verständnis zwischenmenschlicher Beziehungen.

Shinrin-yoku (Waldbaden)

Therapeutische Naturerfahrungen reduzieren Stress und verbessern die Immunantwort.

Kanpo

Der Einsatz traditioneller japanischer Kräutermedizin basiert auf klassischen chinesischen Medizinprinzipien.

Westliche Kultur

Kognitive Verhaltenstherapie

Dysfunktionale Gedanken und Verhaltensweisen werden durch strukturierte Gespräche und Übungen verändert.

Pharmakotherapie

Antidepressiva werden eingesetzt, um chemische Ungleichgewichte im Gehirn zu korrigieren.

Mindfulness-Based Stress Reduction (MBSR)

Die achtsamkeitsbasierte Stressreduktion ist ein Programm, das Achtsamkeitstraining zur Stressreduktion und Emotionsregulation nutzt.

Biofeedback-Therapie

Der Einsatz elektronischer Geräte soll Patienten helfen, ihre Körperfunktionen zu überwachen und zu kontrollieren, einschließlich der Aktivität des Vagusnervs.

Afrikanische Kulturen

Gemeinschaftsrituale

Heilungszeremonien, die oft Tanz, Musik und Gesang einbeziehen, stärken die soziale Unterstützung und fördern das Gefühl der Zugehörigkeit.

Kräutermedizin

Lokale Pflanzen und Kräuter werden nach überlieferten Rezepten zur Behandlung von Symptomen genutzt.

Spirituelle Heilung

Traditionelle Heiler führen Rituale durch, um das spirituelle Gleichgewicht wiederherzustellen.

Erzähltherapie

Geschichten und Mythen, die kulturelles Wissen und Heilmethoden vermitteln, helfen dabei, persönliche und kollektive Traumata zu verarbeiten.

Lateinamerikanische Kultur

Curanderismo

Traditionelle Heiler verwenden eine Mischung aus spirituellen Praktiken, Kräutermedizin und physischen Heilungen.

Familientherapie

Die Rolle der Familie bei der Unterstützung und Behandlung von Depressionen wird betont.

Pflanzliche Heilmittel

Lokale Pflanzen werden zur Herstellung von Medikamenten genutzt, die körperliche und emotionale Heilung fördern.

Katholische Rituale

Spirituelle Praktiken und Gebete werden oft zur emotionalen und spirituellen Unterstützung eingesetzt.

Zusammenfassung

Die Vielfalt der kulturellen Ansätze zeigt, dass es viele Wege gibt, um den dorsalen Vagus zu beeinflussen und das emotionale Gleichgewicht wiederherzustellen. Indem wir diese globalen Perspektiven integrieren, können wir ein umfassenderes und effektiveres Behandlungsspektrum für Depressionen entwickeln.

KAPITEL 15

Der Vagusnerv, Geld als Energieform und innere Fülle: Stabilität im finanziellen Wirbelsturm

Geld ist mehr als nur ein Tauschmittel – es ist eine Energieform, die uns in jedem Moment unseres Lebens begleitet. Unser Verhältnis zu Geld spiegelt tiefere Muster unseres Denkens und Fühlens wider: Vertrauen, Angst, Gier, Mangel oder Fülle.

Der Vagusnerv spielt eine entscheidende Rolle dabei, wie wir mit dieser Energieform umgehen. Als zentraler Regulator unseres Nervensystems ist er auch maßgeblich daran beteiligt, wie wir auf finanzielle Herausforderungen reagieren und ob wir in der Lage sind, stabile, souveräne Entscheidungen zu treffen.

Geld gleicht oft einem Wirbelsturm. In Zeiten von Marktschwankungen, wirtschaftlicher Unsicherheit oder persönlichen finanziellen Schwierigkeiten werden Gedanken und Emotionen wie Angst, Unsicherheit und Gier aufgewirbelt.

Doch so, wie wir in emotional turbulenten Momenten im „Auge des Sturms" Ruhe finden können, ist es auch möglich, in der Beziehung zu Geld Gelassenheit und innere Stabilität zu entwickeln.

Geld als Spiegel unserer inneren Balance

Wie wir mit Geld umgehen, ist oft ein Spiegel unserer inneren Haltung. Wenn unser Vagusnerv angespannt ist und unser Nervensystem im Überlebensmodus arbeitet, reagieren wir auf finanzielle Themen häufig aus Angst und Unsicherheit.

Ein aktivierter Vagusnerv hingegen unterstützt uns dabei, ruhig, zentriert und klar auf finanzielle Herausforderungen zu reagieren. Dies ermöglicht es, Geld als neutrale Energieform zu betrachten, die weder Angst noch Gier hervorrufen muss.

Vera F. Birkenbihl beschreibt den Übergang von innerer zu äußerer Fülle. Äußere Fülle, sei es in Form von Wohlstand oder Erfolg, kann nur entstehen, wenn wir zuerst innere Fülle kultivieren. Das bedeutet, dass wir in uns selbst ein Gefühl von Sicherheit, Vertrauen und Ganzheit entwickeln, unabhängig von äußeren Umständen. Der Vagusnerv unterstützt diesen Prozess, indem er das Nervensystem beruhigt und uns hilft, nicht aus Mangel oder Angst, sondern aus einem Gefühl der Fülle heraus zu handeln.

Mentale und psychische Herausforderungen beim Umgang mit Investitionen

Finanzielle Entscheidungen sind oft stark emotional geprägt. Es gibt verschiedene mentale und psychische Herausforderungen, die uns beim Umgang mit Geld begegnen.

- **Gier:** Der übermäßige Fokus auf Gewinne führt zu risikoreichem Verhalten, das oft irrational ist.
- **Verlustangst:** Die Angst vor Verlusten kann stärker sein als das Streben nach Gewinnen, was zu vorschnellen oder defensiven Entscheidungen führt (Verlustaversion).
- **FOMO (Fear of missing out):** Die Angst, eine Gelegenheit zu verpassen, führt zu impulsiven Investitionen ohne klare Analyse.
- **Panikverkäufe:** Bei Marktverwerfungen neigen viele Menschen dazu, aus Angst überstürzt zu verkaufen und Verluste zu realisieren.
- **Überkonfidenz:** Selbstüberschätzung führt oft dazu, dass Menschen ihre Fähigkeiten oder Marktkenntnisse überschätzen und dadurch riskante Entscheidungen treffen.
- **Herdenverhalten:** Viele folgen unkritisch der Masse, weil sie sich in der Mehrheit sicherer fühlen, selbst wenn dies zu Verlusten führt.
- **Kurzfristiges Denken:** Statt langfristige Strategien zu verfolgen, lassen sich viele von kurzfristigen Schwankungen beeinflussen, was oft zu impulsiven Entscheidungen führt.

Sieben menschliche Qualitäten, um im „Auge des Wirbelsturms“ stabil zu bleiben

Um inmitten dieser emotionalen und psychischen Herausforderungen stabil zu bleiben, benötigen wir bestimmte menschliche Qualitäten. Sie helfen, im „Auge des Sturms“ – dem Raum der inneren Ruhe und Klarheit – zentriert zu bleiben.

1. **Gelassenheit:** die Fähigkeit, auch in turbulenten Zeiten ruhig und ausgeglichen zu bleiben.
2. **Resilienz:** die Widerstandskraft, nach Rückschlägen schnell wieder auf die Füße zu kommen und weiterzumachen.
3. **Zentriertheit:** innerlich stabil und verwurzelt zu sein, unabhängig von äußeren Einflüssen.
4. **Weitsicht:** der Blick auf langfristige Ziele, der hilft, kurzfristige Schwankungen zu überstehen.
5. **Selbstdisziplin:** die Fähigkeit, trotz emotionaler Verlockungen rationale Entscheidungen zu treffen.
6. **Unabhängigkeit:** das Vertrauen, eigene Entscheidungen zu treffen, ohne sich von der Masse beeinflussen zu lassen.
7. **Demut:** die Anerkennung der eigenen Grenzen und das ständige Streben nach Wachstum und Lernen.

Diese Qualitäten schaffen die innere Stabilität, die nötig ist, um finanzielle Entscheidungen aus einer Position der Stärke und Ruhe zu treffen – und nicht aus Angst oder Panik heraus.

Geldflüsse reiten: Balance durch den Vagusnerv

Geldflüsse ähneln oft Wellen oder Stürmen, die uns herausfordern. Doch anstatt uns von den Höhen und Tiefen mitreißen zu lassen, können wir lernen, diese Wellen zu „reiten“.

Der Vagusnerv hilft uns, in finanziellen Unsicherheiten oder Marktschwankungen geerdet zu bleiben. In Kombination mit Heilpflanzen, Atemtechniken und einer bewussten Lebensführung – wie von mir in der

Welt- und Ethnomedizin empfohlen – können wir innere Ruhe finden und äußeren Wohlstand bewusst gestalten.

Schlussgedanke: Von innerer Fülle zur äußeren Fülle

Der Vagusnerv ist der Schlüssel, um im finanziellen „Sturm“ stabil zu bleiben. Vera F. Birkenbihl betont, dass äußere Fülle nur durch innere Fülle entstehen kann. Wenn wir unsere innere Welt – unseren Geist und unser Nervensystem – im Gleichgewicht halten, können wir äußeren Wohlstand mit Klarheit und Souveränität erschaffen. Geld wird so zu einer neutralen Energieform, die uns nicht aus der Balance bringt, sondern bewusst und zielgerichtet genutzt werden kann. Durch die Aktivierung des Vagusnervs und die Kultivierung innerer Fülle können wir finanzielle Entscheidungen treffen, die nicht nur unserem eigenen Wohl dienen, sondern dem höchsten Wohl aller.

TEIL III

GANZHEITLICHE ANSÄTZE FÜR VAGALE GESUNDHEIT

Der Patient selbst	Ernährung	Regulations-medizin	Regulations-medizin	Schulmedizin
Sport/Bewegung	Mikronährstoffanalyse	Akupunktur	Biofeedback	Psychopharmaka
Progressive Muskelentspannung	Vitamine, Mineralstoffe und Spurenelemente	TCM	Craniosakral Therapie	Schmerzmittel
Gesunde Ernährung	ausreichend Wasser trinken	Homöopathie	Funktionelle Medizin www.ifms-hannover.de	Betablocker
Achtsamkeitstraining	Omega 3 Fettsäuren San Omega	Laserakupunktur	Neuraltherapie	If-Kanal Blocker
kardiovagales Biofeedback (Vagusvit©)	Kalium Parasympathomimetisch	Sauerstofftherapien	Infusionstherapien (Vagusvit®)	Diuretika
Konfliktlösungen	kein Fastfood	Aminosäureprofil	Psychotherapie	Hormontherapie
Autogenes Training - Yoga, Meditation usw.	Magnesium sympatholytisch	Entgiftung	Hypoxie-Training (MITOVIT®)	ACE Hemmer
„Kürzer treten"	Coenzym Q10	Oxyvenierung	Osteopathie	Antiphlogistika

Abb. 2: Therapiemöglichkeiten bei vegetativen Regulationsstörungen

KAPITEL 16

Diagnostik und Messung des Vagusnervs: Einblicke in vagale Gesundheit und Resilienz

In meiner Praxis untersuche ich seit über zehn Jahren mit wachsender Faszination das autonome Nervensystem – insbesondere das Zusammenspiel seiner beiden Hauptakteure: Sympathikus und Vagusnerv. Ihr Gleichgewicht ist einer der wichtigsten Schlüssel für Gesundheit, Regeneration und ein langes Leben.

Immer wieder erlebe ich, wie stark sich unser körperliches und seelisches Wohlbefinden durch eine bewusste Stärkung des Vagusnervs verbessern lässt. Doch bevor wir gezielt eingreifen, lohnt es sich, dieses feine System genauer zu betrachten – und messbar zu machen.

Die Messung der Vagusaktivität eröffnet tiefgreifende Einblicke in den Zustand unseres vegetativen Nervensystems – und damit auch in unsere Stressresilienz, Regenerationsfähigkeit und innere Balance.

Mit diagnostischen Werkzeugen wie der Herzfrequenzvariabilität (HRV) und bestimmten Laborparametern lässt sich die vagale Funktion zuverlässig abbilden. Diese Parameter geben nicht nur Aufschluss über mögliche Dysbalancen, sondern zeigen auch, wie effektiv therapeutische Maßnahmen auf den Vagus wirken – sei es durch Atemtechniken, Meditation, Ernährung oder pflanzliche Heilmittel.

Dieses Kapitel lädt Sie ein, tiefer einzutauchen in die faszinierende Welt der vagalen Diagnostik – und zu erkennen, wie einfach und zugleich wirkungsvoll Sie Ihr autonomes Nervensystem stärken können.

Laborwerte zur Überwachung der Vagusnervaktivität

Bestimmte Laborwerte können Hinweise auf die vagale Aktivität und den Stresszustand des Körpers geben. Einer der Hauptindikatoren ist das Niveau der Stresshormone, insbesondere Cortisol.

Cortisol wird in stressreichen Situationen vermehrt ausgeschüttet und kann bei chronischem Stress auf ein überaktives sympathisches Nervensystem hinweisen, während eine gesunde vagale Aktivität dieses Stressniveau niedrig halten kann.

Ein weiteres Beispiel ist das Enzym Alpha-Amylase im Speichel, das ebenfalls als Indikator für die Aktivität des sympathischen Nervensystems dient. Untersuchungen der Alpha-Amylase-Konzentration in Kombination mit anderen Parametern können helfen, den Grad der Aktivierung des parasympathischen Nervensystems und damit auch die vagale Gesundheit zu beurteilen.

Ein gut funktionierender Vagusnerv kann über das parasympathische Nervensystem diese stressbedingten Hormonwerte auf natürliche Weise regulieren und niedrig halten.

Die Herzratenvariabilität (HRV)

Ich mache in meiner Praxis als Arzt immer wieder die Erfahrung, dass Menschen, die unter starker Belastung stehen – sei es im Beruf oder im Alltag – in hohem Maße von Stress beeinträchtigt werden.

Besonders in Berufen, in denen jede Entscheidung unmittelbar Auswirkungen haben kann, spielt der Umgang mit Stress eine entscheidende Rolle.

Doch wie lässt sich dieser Stress in solch kritischen Situationen messen?

Hier kommt die *Herzratenvariabilität (HRV)* ins Spiel, die als wertvoller Marker für das Stressniveau dienen kann.

Was ist die Herzratenvariabilität (HRV)?

Die Herzratenvariabilität beschreibt die Schwankungen der Zeitintervalle zwischen den Herzschlägen.

Die Grundlage zur Messung der Herzfrequenzvariabilität bildet die Aufzeichnung eines technisch einwandfreien Elektrokardiogramms, bei dem die Intervalle zwischen den einzelnen R-Zacken sauber und störungsfrei erfasst und verarbeitet werden können.

Um dies zu gewährleisten, muss das Signal über einen Brustgurt oder eine EKG-Ableitung mit einer Messgenauigkeit von 1-3 Millisekunden registriert werden. Ein stabiler Sinusrhythmus ist für die Messung zwingend erforderlich. Technische Artefakte und/oder Rhythmusstörungen müssen herausgefiltert werden.

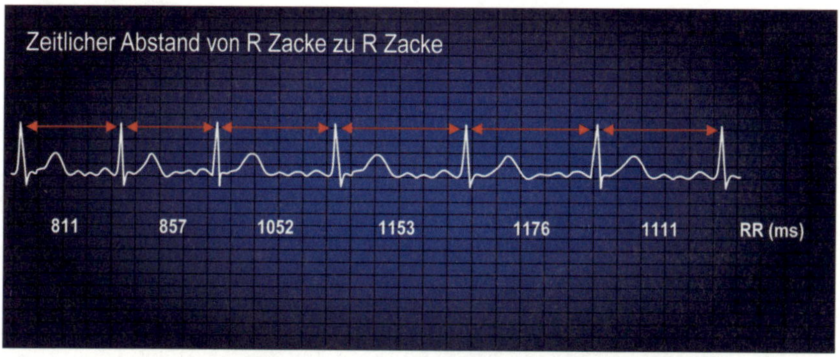

Abb. 3: Zeitlicher Abstand von R-Zacke zu R-Zacke im EKG

Die Herzratenvariabilität ist ein Maß dafür, wie gut unser autonomes Nervensystem – und insbesondere das Zusammenspiel von sympathischem und parasympathischem Nervensystem – auf äußere und innere Reize reagiert. Eine hohe Herzratenvariabilität zeigt, dass der Körper flexibel mit Stress umgeht und sich schnell erholen kann. Im Gegensatz dazu deutet eine niedrige Herzratenvariabilität auf anhaltende Überlastung oder Stress hin.

Praktische Bedeutung

Ein weit verbreiteter Irrglaube ist, dass ein gleichmäßiger Herzschlag ein Zeichen von Gesundheit ist und dass der Puls sich nur bei körperlicher Aktivität verändert. Mit einem ungleichmäßigen Herzschlag wird häufig eine Herzrhythmusstörung assoziiert. Doch gerade der ungleichmäßige oder vielmehr der variable Herzschlag ist ein Zeichen von Gesundheit und ein Ausdruck für die Regulations- bzw. Anpassungsfähigkeit des vegetativen Nervensystems.

Schon Charles Darwin hat die Wichtigkeit der Anpassungsfähigkeit erkannt und sagte: „Es ist weder die stärkste noch die intelligenteste Spezies, die überlebt, sondern diejenige, die in der Lage ist, sich an Veränderungen bestmöglich anzupassen.“

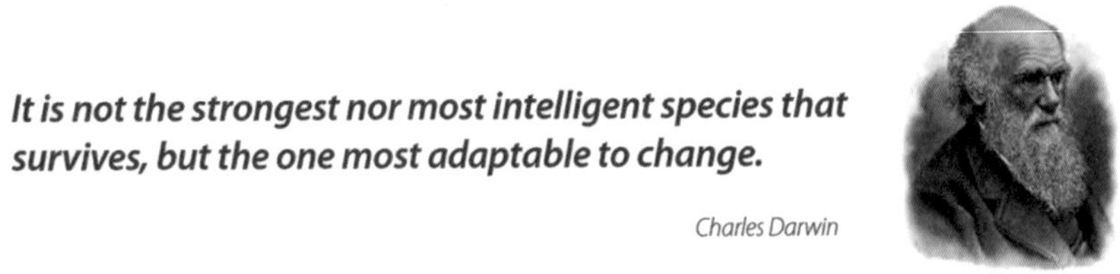

Abb. 4: Charles Darwin über die Bedeutung der Anpassungsfähigkeit

In meiner täglichen Arbeit sehe ich, dass die Herzratenvariabilität als „Fenster“ genutzt werden kann, um zu verstehen, wie unser Körper auf akuten Stress reagiert. Sie ist ein wertvolles Instrument, um nicht nur den aktuellen Zustand zu beobachten, sondern auch frühzeitig Gegenmaßnahmen zu ergreifen, bevor es zu körperlichen und psychischen Problemen kommt.

Studien zur HRV unter Belastung

Aktuelle Studien haben gezeigt, dass die Herzratenvariabilität als objektiver Marker für Stressbelastung genutzt werden kann. Eine Studie untersuchte beispielsweise Menschen unter starker Belastung während anspruchsvoller Aufgaben und fand heraus, dass die Herzratenvariabilität in besonders kritischen Momenten signifikant abnahm. Gleichzeitig stieg der LF/HF-Wert, der eine verstärkte Aktivität des sympathischen Nervensystems anzeigt – klare Hinweise auf akuten Stress.

Auch in meiner Praxis beobachte ich, dass sich diese physiologischen Reaktionen in Momenten von hoher Anspannung zeigen. Die Herzratenvariabilität ist dabei ein verlässlicher Indikator, der die Belastung objektiv anzeigt, unabhängig von der subjektiven Wahrnehmung der Betroffenen.

Verbindung zwischen Stress und Leistung

Interessanterweise kann ein gewisses Maß an Stress die Leistung steigern, indem es die Konzentration und Wachsamkeit erhöht. Doch ab einem bestimmten Punkt führt zu viel Stress zur Überlastung, was die kognitive Leistungsfähigkeit beeinträchtigt. Dies ist besonders in Situationen problematisch, in denen Entscheidungen schnell und präzise getroffen werden müssen.

Ich setze HRV-Messungen in meiner Praxis ein, um den Stresslevel in Echtzeit zu überwachen und rechtzeitig Maßnahmen zu ergreifen. Atemübungen oder kurze Pausen, die den Stresslevel senken, können die Herzratenvariabilität wieder ansteigen lassen und so die Leistungsfähigkeit und Konzentration wiederherstellen.

Stressmanagement durch HRV-Optimierung

Was können wir aus diesen Erkenntnissen lernen? Stress, der uns dauerhaft begleitet, mindert nicht nur unsere Leistungsfähigkeit, sondern hat auch langfristige gesundheitliche Folgen. Methoden, die die Herzratenvariabilität gezielt steigern, wie Atemtechniken und Achtsamkeitstraining, haben sich als äußerst effektiv erwiesen.

Eine Methode, die ich oft empfehle, ist *HeartMath*. Dabei handelt es sich um eine Technik zur Regulierung von Stress, die auf die Erhöhung der Herzratenvariabilität abzielt, indem das Gleichgewicht zwischen sympathischem und parasympathischem Nervensystem gefördert wird. Durch einfache Atemübungen wird der Herzrhythmus stabilisiert und der Körper erreicht einen Zustand der Kohärenz, in dem er effizient arbeitet und sich schneller von Belastungen erholt.

Fazit: HRV als Schlüssel zur Selbstregulation

Meine Erfahrungen und die Studienlage zeigen, dass die Herzratenvariabilität ein unverzichtbares Instrument zur Stressbewältigung ist. Sie erlaubt es, Stress objektiv zu messen und präventive Maßnahmen zu ergreifen – sei es bei Menschen unter starker Belastung oder in alltäglichen Stresssituationen.

Indem wir lernen, auf unsere Herzratenvariabilität zu achten und Methoden wie *HeartMath* in unseren Alltag zu integrieren, können wir nicht nur Stress abbauen, sondern auch unsere eigene Leistung steigern und unsere Gesundheit langfristig fördern. Der Vagusnerv als Schlüssel zu unserem „Vaguscode" hilft uns dabei, unseren inneren Anker zu finden und unsere innere Balance zu wahren.

In meiner Praxis arbeite ich seit 2018 bei all meinen Patienten und insbesondere den Kurpatienten, die zur Vagus-Kur zu uns ans Steinhuder Meer kommen, intensiv mit der HRV-Messung, die wir auch „Stress-EKG" nennen. Sie hilft uns, ein umfassendes Bild davon zu bekommen, wie es um das autonome Nervensystem bestellt ist und welcher der vielen Therapieansätze für den einzelnen Patienten individuell am besten geeignet ist. Die Herzratenvariabilität liefert uns eine direkte Rückmeldung über das Zusammenspiel zwischen Sympathikus und Parasympathikus und erlaubt Rückschlüsse auf die Anpassungsfähigkeit des Herzens an verschiedene äußere Einflüsse und Stressoren. Sie zeigt uns, ob die Türen zur Gesundung und Weiterentwicklung offen oder fest verschlossen sind.

Herzfrequenzvariabilität: Das Herz und seine Regelgrößen

Die Regulierung der Herzfrequenz beginnt im *Sinusknoten*, der sich in der Wand des rechten Vorhofs befindet und das natürliche Schrittmacherzentrum des Herzens darstellt. Die Erregung des Sinusknotens wird über die Herzmuskulatur und den Atrioventrikularknoten (AV-Knoten) auf die Herzkammern übertragen. Der Sinusknoten hat eine Eigenfrequenz von 80-120 Schlägen pro Minute. Diese Frequenz wird jedoch durch das Zusammenspiel von Sympathikus und Parasympathikus moduliert, sodass das Herz seine Frequenz an die Anforderungen des Körpers anpassen kann.

Sympathikus und Parasympathikus: Modulation der Herzfrequenz

Der Herzmuskel ist sowohl sympathisch als auch parasympathisch innerviert, wodurch das autonome Nervensystem direkten Einfluss auf die Herzfrequenz nimmt.

Der Sympathikus wirkt positiv chronotrop, erhöht also die Frequenz, während der Parasympathikus – primär über den Vagusnerv – die Frequenz senkt.

Wenn die Herzfrequenz unter der Eigenfrequenz des Sinusknotens liegt, ist der Parasympathikus dominant, während bei höheren Frequenzen der Sympathikus dominiert. Diese dynamische Balance bildet die Grundlage der Herzratenvariabilität und spiegelt die Flexibilität des Herz-Kreislauf-Systems wider.

Respiratorische Sinusarrhythmie (RSA) und die Rolle des Vagusnervs

Ein weiterer wichtiger Aspekt der Herzratenvariabilität ist die *respiratorische Sinusarrhythmie (RSA)*, bei der die Herzfrequenz während der Atmung schwankt – sie steigt während der Einatmung und sinkt während der Ausatmung. Diese Schwankungen werden primär durch den Vagusnerv gesteuert, der während der Ausatmung stärker aktiv ist und die Herzfrequenz senkt.

In meiner Praxis nutze ich gezielte Atemtechniken und Biofeedback-Übungen, um die vagale Aktivität zu fördern und damit die respiratorische Sinusarrhythmie gezielt zu modulieren.

Pulmonale und vaskuläre Einflüsse auf die HRV

Wenn wir atmen, verändert sich unsere Herzfrequenz auf natürliche Weise. Diese Schwankungen entstehen durch verschiedene Mechanismen: Dehnungsrezeptoren in den Lungen und Blutgefäßen sowie bestimmte Steuerzentren im Gehirn reagieren unterschiedlich auf die einzelnen Phasen des Atemzyklus. Das führt zu einem harmonischen Wechsel in der Herzfrequenz.

Wenn wir bewusst atmen – besonders in einem langsamen Rhythmus von etwa sechs Atemzügen pro Minute –, wird diese natürliche Herzfrequenzvariation verstärkt. Dabei entsteht ein sogenanntes „Resonanzphänomen", bei dem Atmung und Herzfrequenz in einem optimalen Rhythmus miteinander in Einklang kommen. Dieser Rhythmus liegt bei etwa 0,1 Hz und gilt als ideal für die Aktivierung des Vagusnervs.

Durch regelmäßiges Training in diesem Atemrhythmus kann das Nervensystem gestärkt werden. Insbesondere die Baroreflex-Sensitivität, die wichtig für die Blutdruckregulation ist, wird verbessert. Zudem wird die Aktivität des Parasympathikus erhöht, was nicht nur die Herzratenvariabilität verbessert, sondern auch die allgemeine Herzgesundheit fördert.

Praktische Anwendung in meiner Praxis

Die HRV-Analyse und das gezielte Training der Atemfrequenz in meiner Praxis helfen meinen Patientinnen und Patienten, eine stabilere Balance im autonomen Nervensystem zu erreichen und ihre vagale Resilienz zu stärken.

Durch die Integration von speziellen Infusionen mit Neurotransmittern und Aminosäuren, die den biochemischen Speicher des Vagusnervs auftanken, unterstütze ich die mitochondriale Gesundheit und somit die Energieproduktion des Körpers, was ebenfalls zur Stabilität des Herz-Kreislauf-Systems beiträgt.

Insbesondere Patienten mit Herz-Kreislauf-Risikofaktoren profitieren von diesen Ansätzen, da sich so die allgemeine Anpassungsfähigkeit des Herzens und die Herzfrequenzvariabilität verbessern lassen.

Zusammenfassend hilft mir die HRV-Analyse dabei, präventive und individualisierte Therapien für meine Patienten zu entwickeln und das Herz-Kreislauf-System durch gezielte, wissenschaftlich fundierte Maßnahmen nachhaltig zu stärken.

Nach meiner Erfahrung sollte ein hochwertiges HRV-Messsystem folgende Kernfragen beantworten können:

- Wie ist die vegetative Balance zwischen Sympathikus und Parasympathikus?
- Wie hoch ist die Stressresilienz des Patienten?
- Sind die parasympathischen Reserven stabil oder erschöpft?
- Zeigen sich Anzeichen einer Regulationsstarre im autonomen Nervensystem?
- Ist eine schnelle und objektive Therapiekontrolle möglich?
- Lassen sich dem Patienten die schädlichen Auswirkungen von Stress aufzeigen?

Wichtige Parameter in der HRV-Messung

Um die vegetative Regulation zu beurteilen, nutzen wir in der VNS-Analyse zwei zentrale Parameter:

1. **Stressindex (SI)** nach Baevsky zur Abbildung des Sympathikus: Der SI misst die Aktivität des sympathischen Nervensystems und gibt Auskunft über die Stressbelastung und die akute Reaktionsfähigkeit auf Stressoren.
2. **RMSSD (Root Mean Square of Successive Differences)** zur Abbildung des Parasympathikus: Der RMSSD ist ein zuverlässiger und stabiler

Parameter, der die vagale Aktivität und die parasympathischen Reserven reflektiert. Dieser Parameter stellt den besten Indikator für die Erholungsfähigkeit und Resilienz des autonomen Nervensystems dar. Andere Parameter zur Abbildung des Parasympathikus, wie High Frequency, PNN50 und SD1, liefern keine zusätzlichen Informationen und sind störanfälliger.

Diese beiden Parameter werden über die sogenannte *Zeitbereichsanalyse* berechnet, die seit 1996 internationale Standards erfüllt. Durch die weltweit einheitliche Normierung ist eine präzise Interpretation der Werte möglich, die auf umfangreicher Literatur mit Daten von vielen zehntausend Probanden basiert.

Warum RMSSD und Stressindex ausreichend sind

Die Entscheidung, sich auf wenige aussagekräftige Parameter zu beschränken, erleichtert nicht nur die Anwendung, sondern erhöht auch die Genauigkeit der Interpretation.

Ein breites Spektrum an zusätzlichen Messparametern mag zwar theoretisch möglich sein, doch führt es in der Praxis oft nicht zu einem Mehrwert. Der RMSSD und der Stressindex bieten eine stabile und präzise Abbildung der vegetativen Regulation, ohne die Messung unnötig zu komplizieren.

Durch die regelmäßige Anwendung dieses Systems in meiner Praxis kann ich die Effekte meiner Therapien – wie etwa vagusaktivierende Übungen, Biofeedback oder spezielle Infusionen – objektiv überwachen und anpassen. Besonders Patienten mit chronischem Stress oder Herz-Kreislauf-Risikofaktoren profitieren davon, da wir durch die HRV-Messung konkrete Anhaltspunkte erhalten, wie sich das autonome Nervensystem stabilisieren und regenerieren lässt.

KAPITEL 17
Auswertung der HRV-Messdaten

HRV-Parameter: Rhythmogramm, Histogramm und Streudiagramm

Die Grundlage der VNS-Analyse ist die Detektion von 520 RR-Intervallen (je nach Puls zwischen 5-10 Minuten) durch einen Brustgurt mit einer Messauflösung von 1 Millisekunde.

Der Patient wird im Sitzen gemessen. Er sollte ähnlich wie beim Blutdruckmessen 10 Minuten vorher zur Ruhe gekommen sein.

Die Übertragung der Daten vom Brustgurt zum Empfänger erfolgt digital per Funk. Die anschließende grafische Darstellung und Berechnung der VNS-Hauptparameter übernimmt die Software vollautomatisch.

Die VNS-Analyse wurde optimiert für den täglichen Praxiseinsatz, damit der Arzt, Heilpraktiker oder Therapeut schnell und einfach die Messdaten auswerten und interpretieren kann.

Rhythmogramm

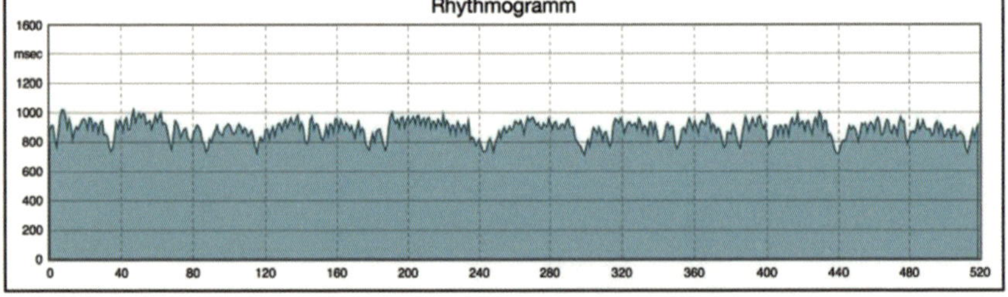

Abb. 5a: Gute Herzfrequenzvariabilität

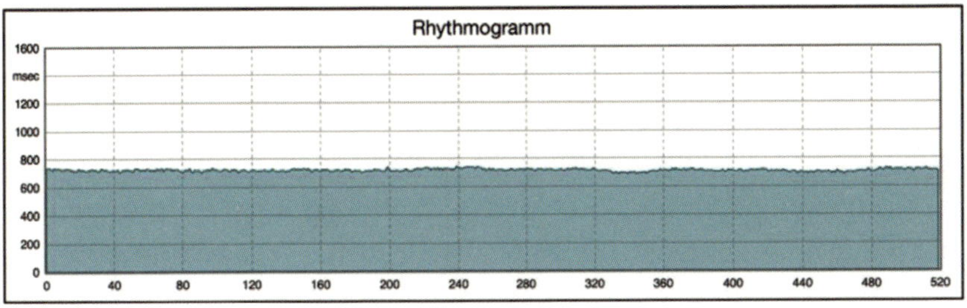

Abb. 5b: Schlechte Herzfrequenzvariabilität

Das *Rhythmogramm* bildet die Grundlage der Messung des vegetativen Nervensystems. Hier wird die Herzfrequenzvariabilität aufgezeichnet.

Im Rhythmogramm wird jeder einzelne Zeitabstand von Herzschlag zu Herzschlag in Millisekunden (RR-Intervall) aufgezeichnet und mit einer Linie verbunden. Insgesamt werden 520 RR-Intervalle auf der X-Achse aufgezeichnet. Auf der Y-Achse wird die Dauer des jeweiligen Herzschlages angezeigt.

Je unterschiedlicher die einzelnen RR-Abstände während der Messung sind, umso mehr Variabilität ist im Rhythmogramm zu erkennen. Diese Variabilität ist ein Zeichen von Anpassungsfähigkeit. Sie zeigt auf, dass das vegetative Nervensystem in der Lage ist, sich auf innere und äußere Reize einzustellen.

Hier wird also anhand des variablen Herzschlages geprüft, ob das vegetative Nervensystem es schafft, den Herzschlag je nach Situation zu verändern. Im Ruhezustand ist dies einmal die Atmung (bei Einatmung schlägt das Herz schneller, bei Ausatmung schlägt das Herz langsamer). Diese atemabhängige Variabilität bezeichnet man als *respiratorische Sinusarrhythmie*. Sie wird zu einem großen Anteil vom vegetativen Nervensystem, speziell vom Parasympathikus, erzeugt.

Neben der Atmung sind im Ruhezustand noch weitere Einflussfaktoren vorhanden, worauf das vegetative Nervensystem den Körper hin einstellt. Beispielsweise arbeitet das Verdauungssystem, wir machen uns Gedanken, wir heben den Arm, um uns zu kratzen, wir hören Geräusche. Auf alle diese Situationen muss das vegetative Nervensystem den Körper hin einstellen.

Die Messung wird im Ruhezustand durchgeführt. In diesem Ruhezustand sollte das Rhythmogramm eine große Variabilität aufzeigen, da in Ruhe die Variabilität am größten ist.

Warum die Variabilität in Ruhe am größten ist, ist an einem einfachen Beispiel gut zu erklären: Unser Herz gibt in Ruhe kein Vollgas, um leistungsfähig zu sein, sondern schlägt nur so schnell, wie es gerade notwendig ist (z. B. etwas schneller bei der Einatmung oder wenn man kurz den Arm hebt, um sich zu kratzen). Anschließend schlägt das Herz sofort wieder langsamer, um Energien zu schonen.

Variabilität ist ein Zeichen von energieschonendem Arbeiten und guter Anpassungsfähigkeit!

Die Variabilität und ganz speziell die schnellen Wechsel von einem zum nächsten Herzschlag werden überwiegend über den Parasympathikus (Entspannungsnerv, Bremse) moduliert.

Der Parasympathikus reduziert zwar die Herzfrequenz, senkt den Blutdruck und macht uns generell langsamer, aber elektrophysiologisch reagiert der Parasympathikus schneller als der Sympathikus.

Dies ist auch wieder an einem einfachen Beispiel gut zu verstehen: Die Bremse an Ihrem Auto macht Ihr Auto langsamer. Wenn Sie die Bremse aber voll durchtreten, nicken Sie sofort mit dem Kopf nach vorne, weil sie sehr schnell reagiert. Wenn Sie Vollgas geben, werden Sie – sofern Sie keinen Sportwagen fahren – nicht schlagartig in die Sitze gedrückt.

Große Variabilität = viel Parasympathikus
Geringe Variabilität = wenig Parasympathikus

Im zweiten Rhythmogramm sehen Sie so gut wie keine Variabilität, es ähnelt einer geraden Linie. Das bedeutet, das Herz gibt Vollgas, um leistungsfähig zu sein. Im vegetativen Nervensystem arbeitet überwiegend der Sympathikus und der Parasympathikus befindet sich auf dem Abstellgleis.

Histogramm

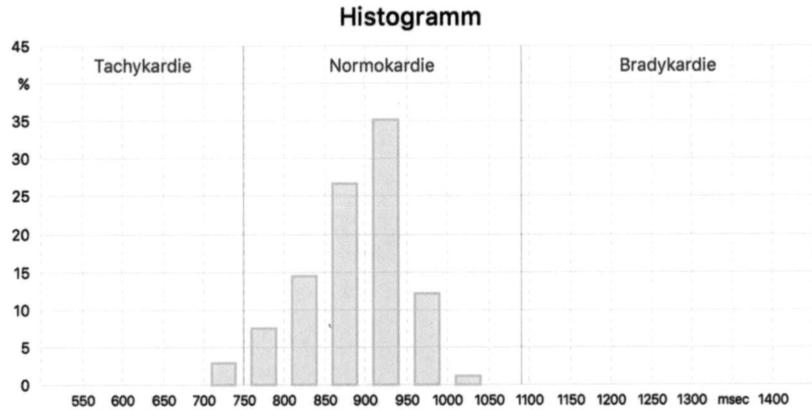

Abb. 6a: Gute Herzfrequenzvariabilität

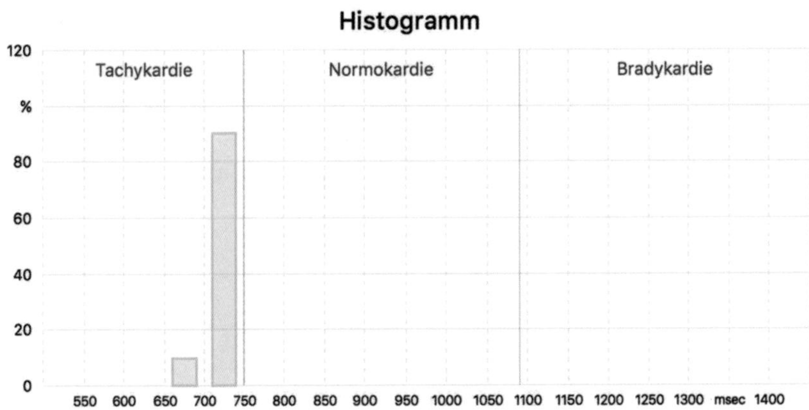

Abb. 6b: Schlechte Herzfrequenzvariabilität

Das *Histogramm* ist eine andere Darstellungsform der aufgezeichneten Herzfrequenzvariabilität. Im Histogramm werden die gemessenen RR-Abstände in feste Zeitbereiche unterteilt, z. B. 900 Millisekunden – 950 Millisekunden usw. Die prozentuale Häufigkeit der Werte in einem Zeitbereich wird in der Höhe des Balkens sichtbar.

Je mehr Balken in der Breite vorhanden sind, desto variabler schlägt das Herz und desto besser kann das vegetative Nervensystem regulieren. Haben Sie dagegen nur einen oder zwei Balken, sind die gemessenen RR-Intervalle fast identisch. Dementsprechend gibt das Herz Vollgas, um leistungsfähig zu sein. Es passt sich nicht individuell an.

Die Verteilung sollte einer gaußschen Verteilungskurve ähneln. Andere Verteilungen lassen Rückschlüsse auf eventuelle Rhythmusstörungen zu.

Viele Balken = viel Parasympathikus
Wenige Balken = wenig Parasympathikus

Streudiagramm

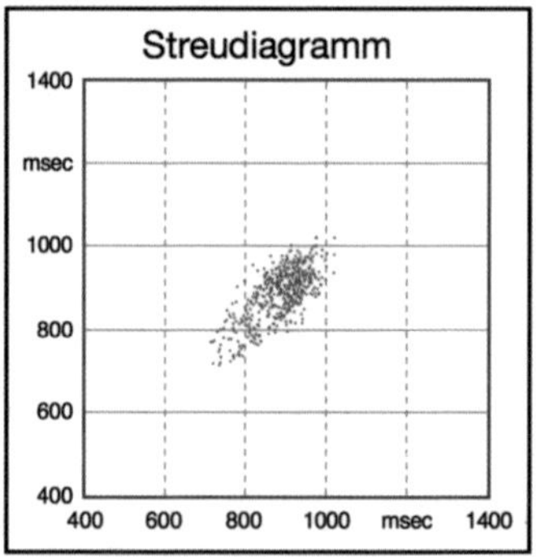

Abb. 7a: Gute Herzfrequenzvariabilität

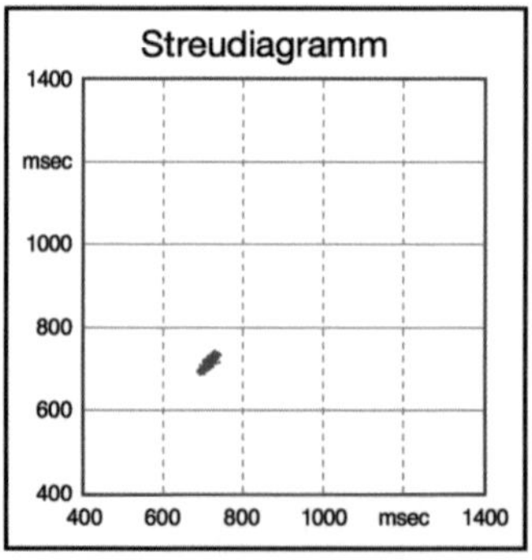

Abb. 7b: Schlechte Herzfrequenzvariabilität

Das *Streudiagramm*, oder auch der *Poincaré-Plot*, ist ebenfalls eine Darstellung der Herzfrequenzvariabilität.

Ein Punkt im Koordinatensystem ergibt sich aus zwei benachbarten RR-Intervallen. Der erste Wert wird auf der X-Achse und der zweite Wert auf der Y-Achse aufgetragen. Somit ergibt sich aus diesen beiden Werten ein Punkt im Streudiagramm.

Je größer die Streuwolke ist, desto variabler schlägt das Herz und desto besser kann das vegetative Nervensystem regulieren. Eine stark verdichtete Wolke bedeutet, dass das Herz immer gleichmäßig schlägt und sich nicht mehr individuell anpassen kann. Es gibt Vollgas.

Im optimalen Fall ähnelt die Streuwolke einer Ellipse. Andere Formen der Wolke lassen Rückschlüsse auf eventuelle Rhythmusstörungen zu.

Große Streuwolke = viel Parasympathikus
Kleine Streuwolke = wenig Parasympathikus

VNS-Parameter: Puls, Alpha 1, SDNN, Sympathikus und Parasympathikus

Die professionelle VNS-Analyse beinhaltet zwei Darstellungsoptionen. Standardmäßig wird die einfache Patientendarstellung angezeigt. Sie beinhaltet die Parameter Ruhepuls, Körperspannung (Sympathikus) und Körperentspannung (Parasympathikus).

Durch einen Fingertipp lässt sich die Therapeutenansicht darstellen, die zusätzlich Alpha 1 und SDNN (Standard Deviation Normal to Normal) anzeigt.

Alle Parameter werden anhand der Herzfrequenzvariabilität mathematisch berechnet. Diese mathematischen Formeln wurden 1996 von einer Task Force weltweit standardisiert.

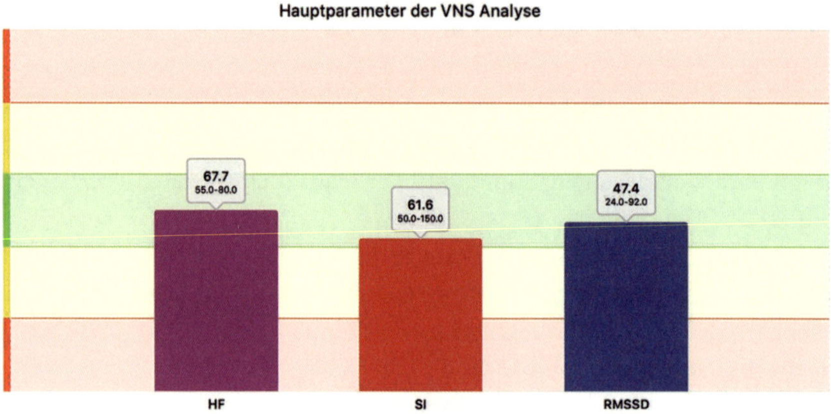

Abb. 8a: Gute vegetative Regulation – Patientenansicht

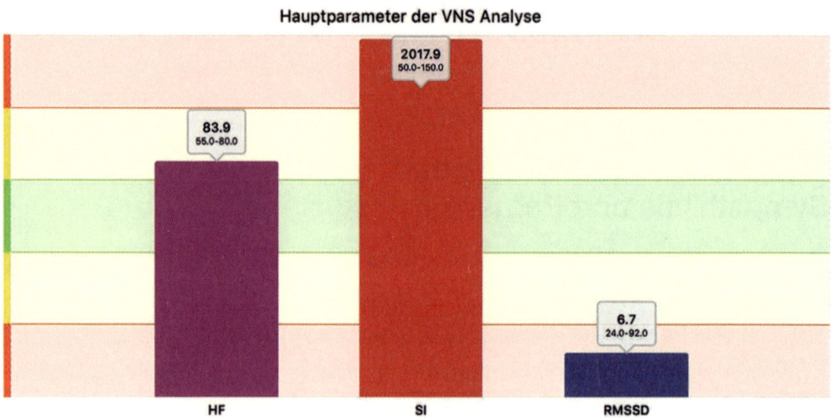

Abb. 8b: Schlechte vegetative Regulation – Patientenansicht

Die Ampelfarben im Hintergrund sind mit Normwerten aus weltweiter Literatur hinterlegt. Alle Parameter sollten daher bestenfalls im grünen Normbereich liegen. Die Werte über den Balken sind die gemessenen Werte während der Messung. Die Werte in Klammern zeigen den Normbereich an.

Der rote und der blaue Balken spiegeln die Hauptnerven des vegetativen Nervensystems wider.

So ist auf einen Blick erkennbar,
ob alles im grünen Bereich ist oder ob Handlungsbedarf besteht.

Die Therapeutenansicht ergänzt die Patientenansicht um zwei weitere Parameter: Alpha 1 und SDNN.

Der Alpha 1-Wert ist ein zusätzlicher Risikoparameter und gibt die Qualität der Regulation an. Er sollte bestenfalls im grünen Bereich liegen. Je höher er steigt, desto mehr Kompensationsprozesse finden im Körper statt. Je niedriger er fällt, desto mehr Chaos ist im System und dies deutet auf ein Zusammenbrechen der Regelsysteme hin.

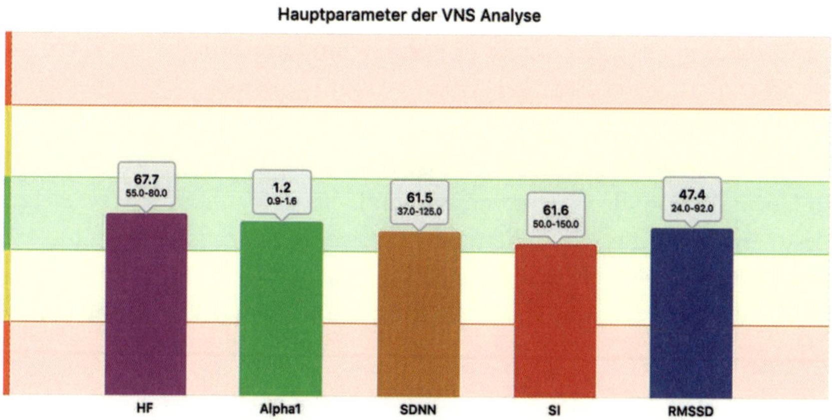

Abb. 9a: Gute vegetative Regulation – Therapeutenansicht

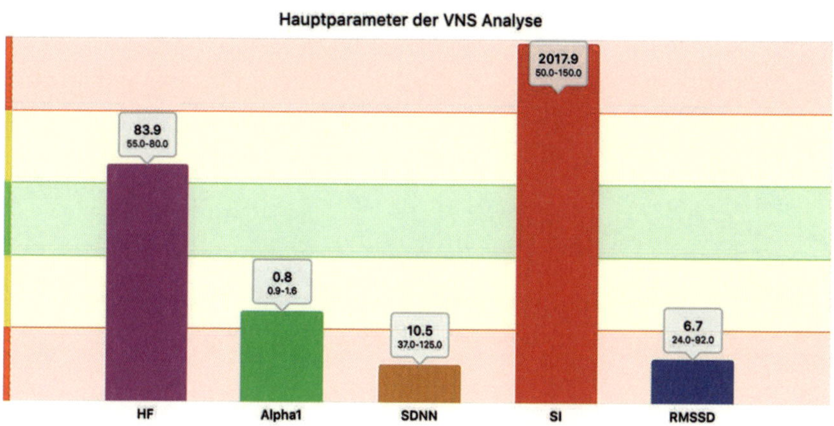

Abb. 9b: Schlechte vegetative Regulation – Therapeutenansicht

Der Alpha 1-Wert sollte vor allem dann beachtet werden, wenn der Sympathikus erhöht und der Parasympathikus erniedrigt ist. Eine Erhöhung des Alpha 1-Wertes zeigt dem Therapeuten, dass der Körper bereits kompensiert und dass es eine Frage der Zeit ist, bis der Körper dieser Fehlregulation nicht mehr standhält.

Wenn, so zeigen viele Studien, der Alpha 1-Wert bei einer Dysbalance im vegetativen Nervensystem in Richtung Spannung erniedrigt ist, stellt dies ein erhöhtes Risiko für das Herz dar. Die Regelsysteme können nicht mehr gut zusammenarbeiten, es besteht Chaos im System.

Hoher Alpha 1-Wert = Kompensation
Niedriger Alpha 1-Wert = Chaos

Der SDNN-Wert ist die Standardabweichung (Standard Deviation Normal to Normal), also die Gesamtvariabilität. Je höher der SDNN-Wert steigt, desto größer ist die Variabilität, desto besser ist die Anpassungsfähigkeit des vegetativen Nervensystems. Je niedriger der SDNN-Wert ausfällt, desto geringer ist die Variabilität und somit ist die vegetative Regulation eingeschränkt.

Hoher SDNN-Wert = viel Parasympathikus
Niedriger SDNN-Wert = wenig Parasympathikus

VNS-Beispielmessungen

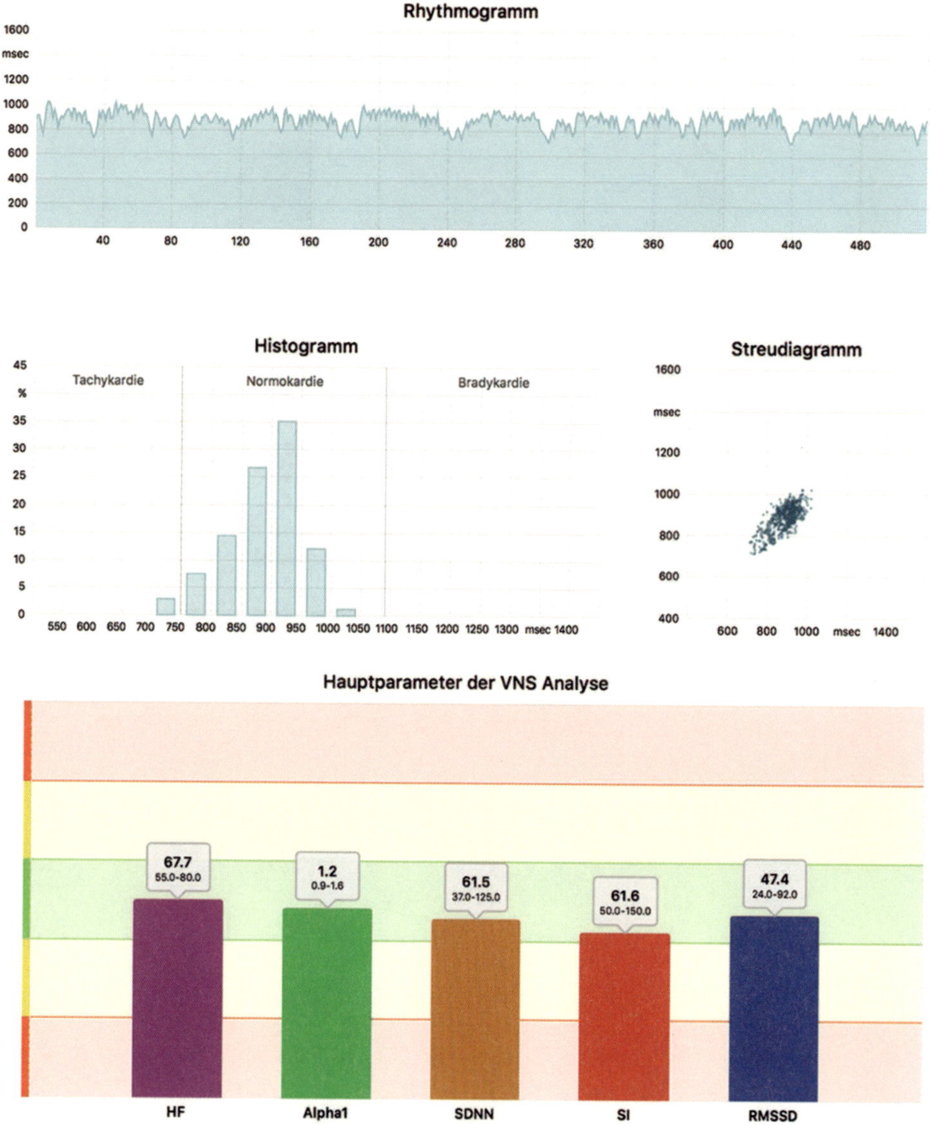

Abb. 10a: Gute Regulation – Therapeutenansicht

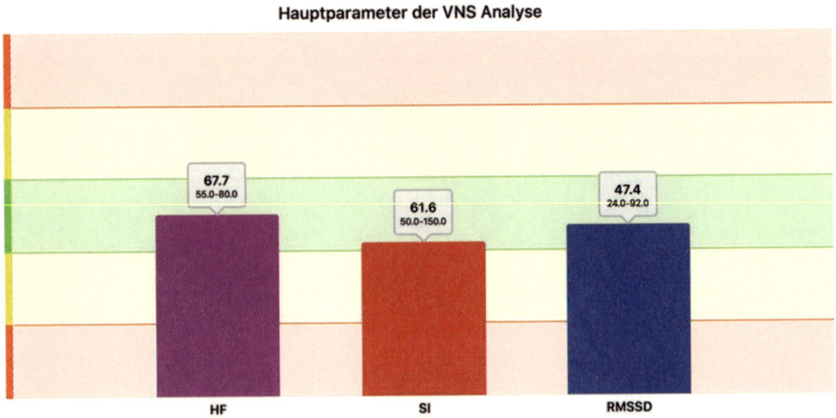

Abb. 10b: Gute Regulation – Patientenansicht

Man erkennt auf einen Blick, dass sich alle Parameter der VNS-Messung im grünen Bereich befinden. Bei diesem Patienten besteht ein Gleichgewicht der vegetativen Regulation.

Solche Auswertungen sieht man bei Patienten:

- die sich gestresst fühlen, bei denen der Stress sich aber noch nicht körperlich manifestiert hat
- die Sport und Entspannungsübungen zum Ausgleich durchführen
- die keinen Stress haben
- deren zu hoher Blutdruck medikamentös gut eingestellt ist

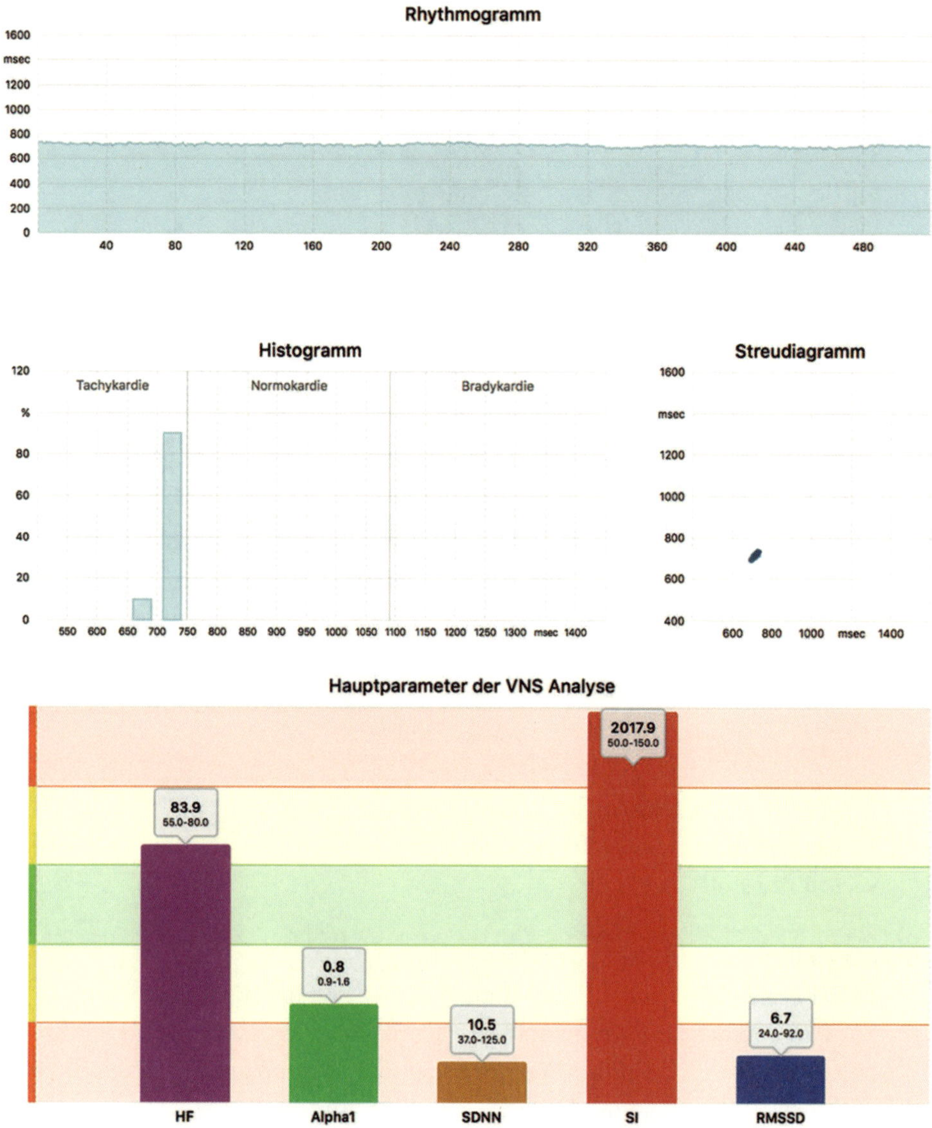

Abb. 11a: Sehr eingeschränkte Regulation (*Regulationsstarre*) – Therapeutenansicht

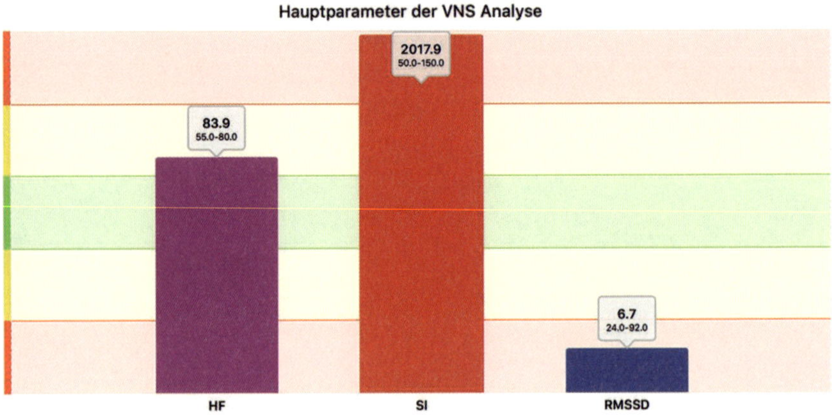

Abb. 11b: Sehr eingeschränkte Regulation (*Regulationsstarre*) – Patientenansicht

Man erkennt auf einen Blick, dass ein massives Missverhältnis zwischen Sympathikus (roter Balken) und Parasympathikus (blauer Balken) vorliegt. Bei diesem Patienten besteht ein massives Ungleichgewicht der vegetativen Regulation mit einem hyperaktiven Sympathikus und einem hypoaktiven Parasympathikus.

Solche Auswertungen sieht man bei Patienten:

- mit fortgeschrittenen chronischen Erkrankungen
- mit hohen Stressbelastungen
- mit Burnout

Messung vor und nach der Atemtaktung

In der ersten Messung erkennt man, dass der Sympathikus zu hoch und der Parasympathikus zu niedrig ist. Der SDNN-Wert ist ebenfalls leicht eingeschränkt, der Alpha 1-Wert befindet sich noch im grünen Bereich.

Aus diesem Grund wird direkt im Anschluss eine zweite Messung durchgeführt.

Eine in der VNS-Analyse integrierte Atemtherapie stimuliert direkt den Parasympathikus. Sie zeigt dem Patienten an, wann er einatmen und wann er ausatmen soll. Dadurch wird der Entspannungsnerv stimuliert und man kann erkennen, wie groß seine Reserven noch sind.

In diesem Beispiel zeigt der direkte Vergleich der Balken, dass sich der Sympathikus nach der Atemtaktung deutlich reduziert und der Parasympathikus sich im Gegensatz dazu mehr als verdoppelt: von 10,6 auf 22,6.

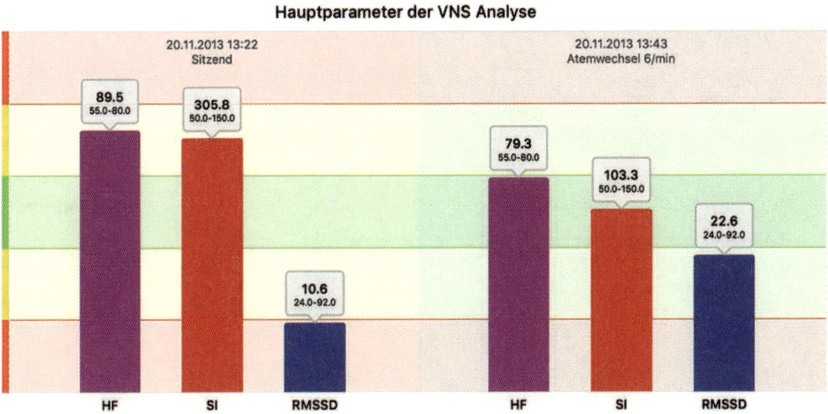

Abb. 12a: VNS-Analyse vor und nach der Atemtaktung – Patientenansicht

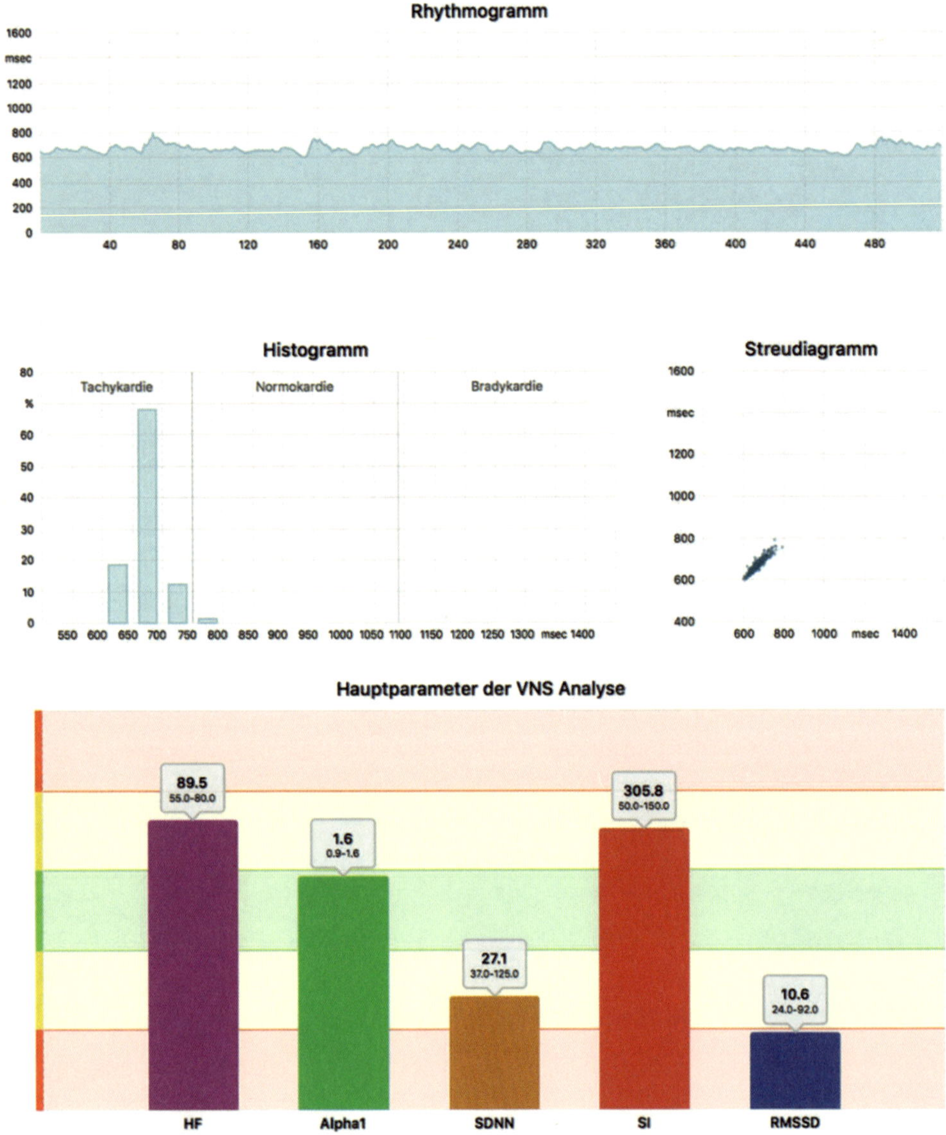

Abb. 12b: VNS-Analyse vor der Atemtaktung – Therapeutenansicht

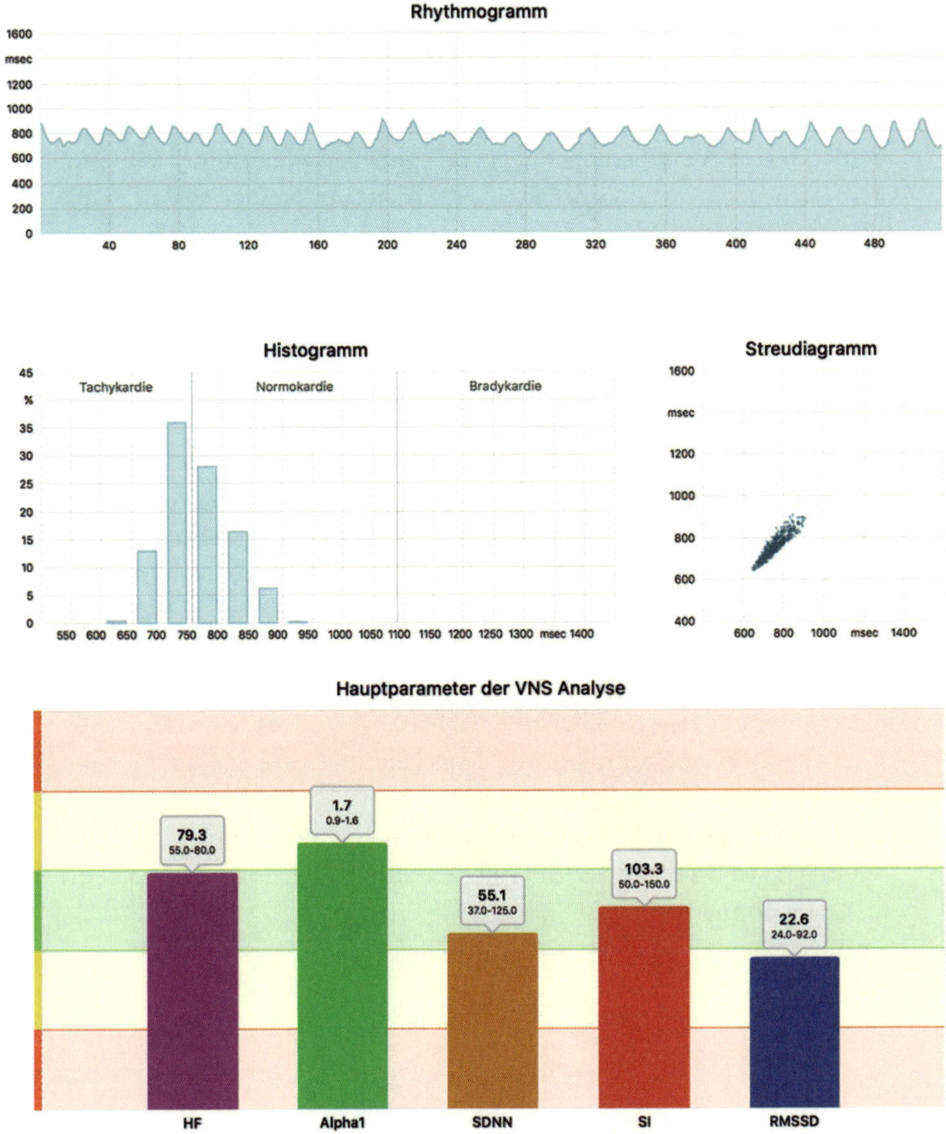

Abb. 12c: VNS-Analyse nach der Atemtaktung – Therapeutenansicht

Der Parasympathikus kommt zwar noch nicht ganz in den grünen Bereich, aber man erkennt schnell, dass dieser Patient noch regulationsfähig ist und dass einfache regulative Therapien relativ schnell Wirkung zeigen müssten.

Wenn der Patient keine Symptome hat und nur über Stress klagt, kann man ihm eine Atemtherapie mit einem speziellen Atemtrainer anbieten. Bei bestehenden Erkrankungen sollte die Atemtherapie als Begleittherapie eingesetzt werden.

Wenn sich durch die getaktete Atmung keine oder nur wenig Verbesserung erzielen lässt, kann man davon ausgehen, dass dieser Zustand relativ manifest ist. In diesem Fall sollte man versuchen, die Regulationsstarre wieder aufzuheben.

Im Rhythmogramm erkennt man, dass sich die Variabilität genau der Atmung anpasst. Es kommt zur respiratorischen Sinusarrhythmie, die unter anderem maßgeblich über den Parasympathikus moduliert wird. Wenn eine respiratorische Sinusarrhythmie zu erkennen ist, dann bedeutet das, dass der Parasympathikus seine Funktion noch aufnehmen kann.

In der Parameterdarstellung sieht man ebenfalls, dass der SDNN-Wert ansteigt, weil die Variabilität zunimmt.

Der Alpha 1-Wert sollte sich unter der Atemtaktung erhöhen, weil über die Taktatmung eine Kohärenz in den Systemen geschaffen wird. Da der Alpha 1-Wert über die Struktur im Signal berechnet wird und bei der Taktatmung eine Gleichförmigkeit entsteht, erhöht sich der Wert. Es ist mehr Stabilität vorhanden, zu erkennen an einer sehr ruhigen Auf- und Abbewegung in der Messung. Es sind keine zufälligen Signale zu erkennen, die an Chaos erinnern.

KAPITEL 18

Der Vagusnerv und die Darmgesundheit: Entzündungshemmung und Mikrobiom im Einklang

Der Vagusnerv ist nicht nur für die Regulierung unserer emotionalen und physischen Reaktionen verantwortlich – er spielt auch eine entscheidende Rolle in der Aufrechterhaltung der Darmgesundheit und der Steuerung von Entzündungsprozessen.

Über den sogenannten „entzündungshemmenden Reflex" kommuniziert der Vagusnerv mit dem Immunsystem und reguliert die Immunantwort, besonders im Darm. Zudem beeinflusst er das Mikrobiom, also die Vielfalt der Mikroorganismen im Darm, das eine zentrale Rolle für unser Wohlbefinden und die Entzündungsregulation spielt.

Durch seine Wirkung auf das Immunsystem und das Mikrobiom ist der Vagusnerv ein wesentlicher Faktor für die Darmgesundheit und ein potenzielles Ziel in der Behandlung entzündlicher Erkrankungen.

Der entzündungshemmende Reflex: Wie der Vagusnerv Entzündungen steuert

Der Vagusnerv steuert den sogenannten „entzündungshemmenden Reflex" oder cholinergen antiinflammatorischen Signalweg, der eine direkte Kommunikation mit dem Immunsystem ermöglicht. Wenn der Vagusnerv aktiviert wird, sendet er über diesen Weg Signale an Immunzellen, die die Freisetzung entzündungsfördernder Stoffe wie Zytokine (z. B. TNF-alpha) reduzieren.

Dies dämpft die Entzündungsreaktion im Körper und verhindert, dass das Immunsystem übermäßig stark reagiert, was zu chronischen Entzündungen führen kann.

Besonders im Verdauungstrakt, wo das Immunsystem ständig auf potenzielle Krankheitserreger reagiert, spielt dieser entzündungshemmende Reflex eine wichtige Rolle.

Durch die vagale Aktivierung wird die Entzündungsantwort reguliert, sodass das Immunsystem schädliche Eindringlinge bekämpfen kann, ohne dass es zu einer übermäßigen Immunreaktion kommt.

Dieser Mechanismus ist für die Gesundheit des gesamten Körpers wichtig, da chronische Entzündungen mit zahlreichen Gesundheitsproblemen in Verbindung stehen, darunter Autoimmunerkrankungen, Herzerkrankungen und Stoffwechselstörungen.

Einfluss des Vagusnervs auf das Mikrobiom

Ein weiterer spannender Aspekt der Darmgesundheit ist die Beziehung zwischen dem Vagusnerv und dem Mikrobiom.

Das Mikrobiom umfasst Billionen von Mikroorganismen im Darm, die eine Schlüsselrolle bei der Verdauung, der Nährstoffaufnahme und der Immunregulation spielen. Der Vagusnerv hat direkten Einfluss auf die Zusammensetzung und die Aktivität des Mikrobioms. Studien zeigen, dass eine gesunde vagale Aktivität zu einem ausgewogenen Mikrobiom beiträgt, das wiederum entzündungsregulierend wirkt und das Immunsystem stärkt.

Ein gestörtes Mikrobiom kann die Gesundheit des gesamten Körpers beeinträchtigen, was zu Entzündungen und einem erhöhten Krankheitsrisiko führt. Der Vagusnerv hilft dabei, ein gesundes mikrobielles Gleichgewicht zu fördern und Entzündungen im Darm zu reduzieren.

Eine dysfunktionale vagale Aktivität hingegen kann das Mikrobiom ins Ungleichgewicht bringen und die Anfälligkeit für entzündliche Darmerkrankungen wie das Reizdarmsyndrom oder Morbus Crohn erhöhen.

Der Vagusnerv und seine Wirkung auf das Immunsystem

Der Vagusnerv spielt eine zentrale Rolle in der Immunregulation, da er als Vermittler zwischen Gehirn und Darm das Immunsystem direkt beeinflusst.

Durch die Aktivierung des Vagusnervs kann die Produktion entzündungsfördernder Zytokine im Darm gehemmt werden, was zur Beruhigung des Immunsystems beiträgt. Dieser Mechanismus schützt den Körper vor überschießenden Immunreaktionen, die sonst zu chronischen Entzündungen führen könnten.

Die vagale Aktivierung kann dabei helfen, Entzündungszustände zu lindern und das Risiko für entzündliche Erkrankungen zu senken. Bei chronischen Entzündungszuständen wie Morbus Crohn oder Colitis ulcerosa beispielsweise kann eine gezielte Stimulation des Vagusnervs zur Reduktion von Entzündungsmarkern beitragen und die Lebensqualität der Betroffenen verbessern.

Dies eröffnet neue Möglichkeiten für therapeutische Ansätze, bei denen die vagale Stimulation genutzt wird, um das Immunsystem gezielt zu modulieren und chronische Entzündungen zu reduzieren.

Zusammengefasst: Der Vagusnerv als Hüter der Darmgesundheit

Der Vagusnerv ist der Hüter der Darmgesundheit und sorgt durch den entzündungshemmenden Reflex und die Regulation des Mikrobioms dafür, dass das Immunsystem im Gleichgewicht bleibt. Eine gesunde vagale Aktivität fördert nicht nur die Darmflora, sondern reguliert auch die Entzündungsprozesse im gesamten Körper.

Damit wird der Vagusnerv zu einem entscheidenden Faktor in der Prävention und Behandlung chronischer Entzündungen und einer Vielzahl von Erkrankungen, die mit einer Dysfunktion des Immunsystems einhergehen.

Durch gezielte vagale Stimulation – sei es durch Atemtechniken, sanfte Bewegung oder therapeutische Verfahren – können wir die Funktion des Vagusnervs stärken und die Gesundheit von Darm und Immunsystem positiv beeinflussen.

KAPITEL 19

Nahrung für den Vagus

Die Wahl der richtigen Ernährung ist ein entscheidender Schritt, um den Vagusnerv im Alltag zu unterstützen.

Inmitten von Hektik kann eine bewusste und ausgewogene Ernährung dabei helfen, den Körper regelmäßig in einen Zustand der Entspannung und Regeneration zu bringen. Eine antiinflammatorische Ernährung fördert nicht nur das allgemeine Wohlbefinden, sondern stärkt auch das parasympathische Nervensystem, das maßgeblich durch den Vagusnerv gesteuert wird.

Bestimmte Nahrungsmittel können Stress im Körper auslösen und den Vagusnerv schwächen, während andere Lebensmittel gezielt den Vagusnerv unterstützen und stärken können. Die Vermeidung von entzündungsfördernden Nahrungsmitteln und die Integration von vagusfreundlichen, entzündungshemmenden Lebensmitteln kann somit einen wesentlichen Beitrag zur Erhaltung und Stärkung der vagalen Gesundheit leisten. Ernährung wird dadurch nicht nur zu einem Mittel zur Stressbewältigung, sondern zu einem Schlüssel für die tiefe Regeneration von Körper und Geist.

Dieses Kapitel soll verdeutlichen, wie eng unsere Ernährungsgewohnheiten mit der Gesundheit des Vagusnervs verknüpft sind. Durch bewusste Entscheidungen am Esstisch können wir unsere vagale Aktivität stärken und eine solide Grundlage für unser körperliches und seelisches Wohlbefinden legen.

Nahrungsmittel, die Stress im Körper auslösen

Es gibt bestimmte entzündungsfördernde Lebensmittel, die den Körper in einen Zustand von oxidativem Stress versetzen, der die vagale Funktion beeinträchtigen kann. Diese Lebensmittel fördern Stress auf zellulärer

Ebene und erschweren es dem Vagusnerv, den Körper in einen entspannten Zustand zu versetzen.

- **Verarbeitete Lebensmittel:** Fertigprodukte und stark verarbeitete Nahrungsmittel enthalten oft künstliche Zusatzstoffe, Transfette und übermäßige Mengen an Zucker und Salz. Diese führen zu Entzündungsreaktionen im Körper und stressen das Nervensystem. Eine Ernährung, die reich an solchen Lebensmitteln ist, kann die vagale Funktion beeinträchtigen, indem sie den Körper in einen chronisch gestressten Zustand versetzt.
- **Zucker und raffinierte Kohlenhydrate:** Zuckerhaltige Nahrungsmittel und raffinierte Kohlenhydrate wie Weißbrot und Süßigkeiten führen zu einem schnellen Anstieg des Blutzuckerspiegels, gefolgt von einem raschen Abfall. Diese Blutzuckerschwankungen belasten das Nervensystem und verstärken die Stressreaktionen des Körpers. Die vagale Entspannung wird dadurch gehemmt.
- **Transfette und gesättigte Fettsäuren:** Diese Fette, die in frittierten und verarbeiteten Lebensmitteln enthalten sind, fördern Entzündungen und beeinträchtigen die Herz-Kreislauf-Gesundheit, was sich negativ auf die vagale Aktivität auswirkt.
- **Koffein und Alkohol:** Koffein kann das sympathische Nervensystem aktivieren und die Stressantwort des Körpers verstärken. Alkohol, insbesondere in größeren Mengen, kann ebenfalls die Regenerationsfähigkeit des Nervensystems beeinträchtigen und die Erholung nach Stress verlangsamen.

Nahrungsmittel, die den Vagusnerv stärken

Im Gegensatz dazu gibt es Nahrungsmittel, die die vagale Aktivität unterstützen und den Körper in einen Zustand der Ruhe und Heilung versetzen können. Diese Lebensmittel wirken entzündungshemmend, beruhigen das Nervensystem und fördern die Regenerationsfähigkeit des Körpers.

- **Omega-3-Fettsäuren:** Lebensmittel, die reich an Omega-3-Fettsäuren sind, wie fettreicher Fisch (z. B. Lachs, Makrele), Chiasamen und Leinöl, wirken stark entzündungshemmend. Omega-3-Fettsäuren unterstützen die vagale Aktivität und verbessern die Herzfrequenzvariabilität, die ein wichtiger Indikator für die Gesundheit des Vagusnervs ist.

- **Frisches Obst und Gemüse:** Vor allem Beeren, grünes Blattgemüse (z. B. Spinat, Grünkohl) und Kreuzblütler wie Brokkoli sind reich an Antioxidantien und sekundären Pflanzenstoffen. Diese wirken entzündungshemmend und unterstützen den Körper dabei, oxidativen Stress zu reduzieren, was den Vagusnerv in seiner Funktion stärkt.
- **Probiotika und präbiotische Lebensmittel:** Ein gesunder Darm unterstützt die vagale Gesundheit. Lebensmittel wie fermentiertes Gemüse (z. B. Sauerkraut, Kimchi), Joghurt und Kefir fördern eine gesunde Darmflora und stärken so die Verbindung zwischen Darm und Gehirn – eine Schlüsselrolle des Vagusnervs.
- **Nüsse und Samen:** Walnüsse, Mandeln und Chiasamen sind reich an gesunden Fetten und Antioxidantien, die dem Körper helfen, Entzündungen zu reduzieren und das parasympathische Nervensystem zu aktivieren.
- **Kräuter und Gewürze:** Kurkuma, Ingwer und Knoblauch sind bekannte Entzündungshemmer und fördern durch ihre antioxidative Wirkung die Gesundheit des Vagusnervs.
- **Grüner Tee:** Grüner Tee enthält L-Theanin, eine Aminosäure, die beruhigend auf das Nervensystem wirkt. Es hilft, die vagale Aktivität zu fördern und die Herzfrequenzvariabilität zu verbessern, was zu einem besseren Stressmanagement führt.

Die ayurvedische Sichtweise: Sattvische Ernährung für den Vagusnerv

In der ayurvedischen Medizin spielt die Qualität der Nahrung eine entscheidende Rolle für das körperliche und geistige Wohlbefinden.

Lebensmittel werden in drei Kategorien eingeteilt: **sattvisch** (rein und klar), **rajasisch** (stimulierend und unruhig) und **tamasisch** (schwer und träge).

Eine sattvische Ernährung wird besonders geschätzt, da sie Reinheit, Ausgeglichenheit und Klarheit fördert. Sie unterstützt nicht nur das Nervensystem, sondern hilft auch dabei, den Geist ruhig und klar zu halten – eine Voraussetzung für eine starke Verbindung zum Vagusnerv.

Was ist sattvische Nahrung?

Sattvische Nahrung ist frisch, nährstoffreich und leicht verdaulich. Sie versorgt den Körper mit essenziellen Nährstoffen, ohne ihn zu belasten, und fördert geistige Klarheit sowie emotionale Ausgeglichenheit. In der ayurvedischen Lehre wird angenommen, dass sattvische Lebensmittel das Prana (die Lebensenergie) stärken und somit auch die Funktion des Vagusnervs unterstützen.

Sattvische Nahrungsmittel für den Vagusnerv

- **Frisches Obst:** Frisch geerntetes und reifes Obst wie Äpfel, Birnen, Beeren, Feigen und Granatäpfel sind nährstoffreich und leicht verdaulich. Sie liefern natürlichen Zucker und natürliche Antioxidantien, die dem Nervensystem zugutekommen und den Geist klären.
- **Grünes Blattgemüse:** Spinat, Mangold, Grünkohl und Salate sind sattvische Lebensmittel, die reich an Vitaminen und Mineralstoffen sind. Sie unterstützen die Funktion des Nervensystems und wirken beruhigend auf den Geist.
- **Nüsse und Samen:** Mandeln, Walnüsse und Sesam sind in moderaten Mengen sattvisch. Sie liefern gesunde Fette und Proteine, die den Körper nähren und eine stabile Energieversorgung fördern.
- **Vollkorngetreide:** Quinoa, Amaranth, Vollkornreis und Haferflocken sind leicht verdauliche Getreide, die langfristige Energie liefern und den Blutzuckerspiegel stabil halten. Sie fördern Ruhe und Ausgeglichenheit, was für die vagale Funktion von Vorteil ist.
- **Frische Milch und Ghee:** In der ayurvedischen Tradition gelten Milch und Ghee (geklärte Butter) als sattvisch, wenn sie in Maßen konsumiert werden und von glücklichen, artgerecht gehaltenen Tieren stammen. Sie sind nährend und unterstützen die Regeneration des Körpers, insbesondere das Nervensystem.
- **Hülsenfrüchte:** Mungbohnen, Linsen und Kichererbsen sind leicht verdaulich und eine wertvolle Quelle für pflanzliches Eiweiß. In der

ayurvedischen Ernährung gelten sie als sättigend und nährend, ohne den Körper zu belasten.

- **Frische Kräuter:** Basilikum, Koriander, Minze und Petersilie sind sattvische Kräuter, die den Geist erfrischen und das Nervensystem beruhigen. Sie können leicht in den Alltag integriert werden und verleihen den Mahlzeiten einen zusätzlichen Gesundheitskick.
- **Honig und Ahornsirup (in Maßen):** Diese natürlichen Süßungsmittel sind in Maßen sattvisch und können verwendet werden, um Speisen zu süßen, ohne den Körper durch raffinierte Zucker zu belasten.

Sattvische Prinzipien der Nahrungszubereitung

Ein wichtiger Aspekt der sattvischen Ernährung ist nicht nur die Auswahl der Nahrungsmittel, sondern auch die Art und Weise, wie sie zubereitet und konsumiert werden. In der ayurvedischen Lehre wird Nahrung am besten frisch zubereitet und in einer ruhigen, entspannten Atmosphäre konsumiert. Dies hilft dem Körper, die Nahrung optimal zu verdauen und die Nährstoffe zu absorbieren, was wiederum den Vagusnerv unterstützt.

- **Frisch zubereitete Nahrung:** Vermeiden Sie stark verarbeitete oder aufgewärmte Lebensmittel. Sattvische Nahrung sollte möglichst frisch zubereitet werden, um den maximalen Nährstoffgehalt und die Lebensenergie (Prana) zu bewahren.
- **Achtsames Essen:** Eine ruhige und stressfreie Umgebung beim Essen fördert die vagale Aktivität. Nehmen Sie sich Zeit, das Essen bewusst zu genießen, ohne Ablenkungen wie Fernsehen oder Telefon.
- **Warmes und leicht verdauliches Essen:** In der ayurvedischen Lehre wird warmes, leicht verdauliches Essen bevorzugt, das den Verdauungstrakt nicht belastet. Dies unterstützt das parasympathische Nervensystem und fördert die Regeneration.

KAPITEL 20

Naturmedizin zur Stärkung des Vagusnervs und zur Förderung von Gleichmut, Gelassenheit und Gesundheit

Neben einer gesunden Ernährungsweise bieten verschiedene traditionelle Heilmethoden aus der tibetischen, chinesischen und ayurvedischen Medizin wertvolle Ansätze, um den Vagus zu stärken, das innere Gleichgewicht zu stabilisieren und Resilienz zu fördern.

Tibetische Medizin: Windelement und die „Lung"-Rezepturen

Im tibetischen Medizinsystem wird das Windelement („Lung") als zentrale Kraft angesehen, die das geistige und körperliche Wohlbefinden beeinflusst. Ein Ungleichgewicht dieses Elements zeigt sich oft in Symptomen wie Schlaflosigkeit, Nervosität, Angstzuständen und Stress – alle diese Zustände schwächen den Vagusnerv und mindern die Resilienz.

Kräutermischungen, die das „Lung"-Ungleichgewicht ausgleichen, beruhigen das Nervensystem und fördern einen entspannten Zustand, der für die Aktivierung des Vagusnervs förderlich ist.

Zu den wichtigsten Bestandteilen gehören:

- **Myrobalane (Terminalia chebula):** unterstützt die Verdauung und beruhigt den Geist, eine essenzielle Voraussetzung für die Regeneration des Nervensystems.
- **Safran:** ein starkes Mittel zur Beruhigung von Stress und Förderung des emotionalen Gleichgewichts.

- **Muskatnuss** und **Narde (Nardostachys jatamansi)**: Diese beruhigenden Pflanzen helfen, übermäßiges Denken zu reduzieren und den Schlaf zu fördern.

Traditionelle Chinesische Medizin: Ziziphus 9 „Gui Pi Tang“

Die Rezeptur „Gui Pi Tang“ aus der Traditionellen Chinesischen Medizin (TCM) ist speziell darauf ausgerichtet, den Geist zu beruhigen, das Blut zu nähren und den Körper nach Phasen intensiver geistiger Aktivität oder Stress zu regenerieren.

Sie wird oft bei Symptomen wie Schlaflosigkeit, Müdigkeit und Verdauungsstörungen angewendet – typische Zeichen, dass der Vagusnerv nicht optimal funktioniert.

Zentrale Inhaltsstoffe der „Ziziphus 9“-Rezeptur sind:

- **Ren Shen (Ginseng):** stärkt den Körper und die Lebensenergie (Qi), indem es sowohl körperliche als auch geistige Erschöpfung mindert.
- **Huang Qi (Astragalus):** unterstützt die Immunabwehr und wirkt regenerierend.
- **Suan Zao Ren (Stacheljujubensamen):** fördert einen ruhigen Geist und entspannten Schlaf.
- **Bai Zhu (Atractylodes):** stärkt das Verdauungssystem, das für ein starkes Nervensystem essenziell ist.

Ayurveda Balance: Triphala

Im Ayurveda wird Triphala – eine Mischung aus den drei Früchten **Amalaki** (Phyllanthus emblica), **Bibhitaki** (Terminalia bellirica) und **Haritaki** (Terminalia chebula) – verwendet, um den Körper zu reinigen und das Gleichgewicht zu fördern. Diese Rezeptur ist dafür bekannt, dass sie das Verdauungssystem reguliert, das wiederum stark mit der Vagusfunktion verbunden ist.

Vorteile von Ayurveda Balance für den Vagusnerv:

- **Entgiftung und Regeneration:** Triphala reinigt den Körper sanft und fördert eine gesunde Verdauung, was zur Entlastung des Nervensystems beiträgt.
- **Antioxidative Wirkung:** Die Mischung stärkt das Immunsystem und schützt den Körper vor oxidativem Stress, der eine wesentliche Rolle bei der Dysregulation des Vagusnervs spielt.
- **Regulation des Verdauungstrakts:** Eine gesunde Darmflora ist entscheidend für das Gleichgewicht des Nervensystems, da der Vagusnerv eine wichtige Rolle in der Darm-Hirn-Kommunikation spielt.

Durch die Förderung der Verdauung und die Entgiftung des Körpers unterstützt Triphala die Fähigkeit des Körpers, in Balance zu bleiben, was wiederum die Resilienz stärkt.

KAPITEL 21

Nasenatmung: Der Atem als Schlüssel zur inneren Balance

Atmen – ein Prozess, so selbstverständlich, dass wir ihm oft kaum Beachtung schenken. Doch diese unbewusste Tätigkeit ist weit mehr als ein Mittel zum Lebenserhalt. Der Atem ist die Brücke zwischen Körper, Geist und Seele, eine Brücke in den gegenwärtigen Moment hinein. Er ist ein Schlüssel zur inneren Balance und ein kraftvolles Werkzeug, um Gesundheit und Wohlbefinden nachhaltig zu fördern.

Bedeutung der Atmung für die Gesundheit und das Wohlbefinden

Unsere Atmung beeinflusst nahezu alle Prozesse im Körper. Sie reguliert den Sauerstoff- und Kohlendioxidaustausch, versorgt jede Zelle mit Energie und ist untrennbar mit der Funktion des Nervensystems verbunden.

Durch bewusstes Atmen, insbesondere durch die Nase, können wir die natürlichen Mechanismen unseres Körpers aktiv unterstützen. Die Nase filtert die Luft nicht nur, sondern bereitet sie auch vor, indem sie Schadstoffe zurückhält, die Luft befeuchtet und sie auf die ideale Temperatur bringt. Sie produziert außerdem Stickstoffmonoxid (NO), ein Molekül, das die Durchblutung verbessert, Entzündungen reduziert und das Immunsystem stärkt.

Ein entscheidender Vorteil der bewussten Atmung ist ihre Fähigkeit, das Gleichgewicht im vegetativen Nervensystem wiederherzustellen. Während schnelle, flache Atemzüge über den Mund oft das sympathische Nervensystem – unser Stresssystem – aktivieren, fördert eine langsame, tiefe Nasenatmung den Parasympathikus, das beruhigende Gegenstück, dessen Hauptakteur der Vagusnerv ist.

Verbindung zwischen Atemmustern und dem Vagusnerv

Bewusste Atemtechniken, insbesondere die Nasenatmung, stimulieren den Vagusnerv direkt und fördern so eine tiefgreifende körperliche und emotionale Entspannung. Diese Verbindung ist essenziell für die Aktivierung der sogenannten „Vagusbremse", die den Körper aus einem stressbedingten Alarmzustand in einen Zustand von Ruhe und Erholung zurückführt.

Die Praxis der Nasenatmung wurde in vielen traditionellen Gesundheitssystemen wie Yoga und Ayurveda schon vor Jahrtausenden als „Lebenselixier" anerkannt. Moderne Forschungen bestätigen nun, dass diese Techniken nicht nur die Atmung, sondern das gesamte Wohlbefinden nachhaltig verbessern können.

Kurze Einführung in die Vorteile der Nasenatmung

Die Vorteile der Nasenatmung sind beeindruckend und umfassend. Sie verbessert die Sauerstoffversorgung des Körpers, stärkt das Immunsystem und fördert die Herzratenvariabilität - ein Indikator für die Belastbarkeit des Körpers.

Außerdem hilft sie, Stress zu reduzieren, die Schlafqualität zu steigern und die mentale Klarheit zu fördern. Studien zeigen, dass die Nasenatmung sogar das Leben um bis zu zehn Jahre verlängern kann.

Indem wir uns bewusst auf die Nasenatmung einlassen, öffnen wir die Tür zu einem tieferen Verständnis für die transformative Kraft unseres Atems. Dieser erste Schritt zur bewussten Atmung hat das Potenzial, nicht nur die physische Gesundheit, sondern auch die emotionale und mentale Balance nachhaltig zu verbessern.

Die Nase als einzigartiges Organ

Die Nase ist weit mehr als nur ein Riechorgan – sie ist ein hochspezialisiertes und unverzichtbares Werkzeug, das unsere Gesundheit in vielfältiger Weise unterstützt. Als Tor zur Atmung hat die Nase sich evolutionär zu einem Meisterwerk entwickelt, das weitreichende Funktionen erfüllt, um unser Überleben und Wohlbefinden zu sichern.

Anatomie und Funktionen der Nase

Die Hauptaufgabe der Nase besteht darin, die eingeatmete Luft für den Körper optimal vorzubereiten. Dies geschieht durch drei zentrale Funktionen:

1. **Filtern:** Die Nasenschleimhaut ist mit Flimmerhärchen und Schleimdrüsen ausgestattet, die Schadstoffe, Staub und Krankheitserreger aus der Luft auffangen. Pro Sekunde bewegen sich die Flimmerhärchen etwa 16-mal und transportieren Fremdstoffe in Richtung Rachen, wo sie verschluckt oder abgehustet werden. So bildet die Nase eine erste Abwehrbarriere gegen Umweltgefahren.
2. **Erwärmen:** Die eingeatmete Luft wird durch das dichte Netz von Blutgefäßen in der Nasenschleimhaut auf Körpertemperatur gebracht. Dies verhindert, dass kalte Luft in die Lunge gelangt und Energie zur Erwärmung verbraucht wird, was insbesondere in kälteren Klimazonen von Bedeutung ist.
3. **Befeuchten:** Die Nase sorgt dafür, dass die eingeatmete Luft mit Feuchtigkeit angereichert wird. Dies schützt die empfindlichen Atemwege und Lungen vor Austrocknung und verbessert die Aufnahme von Sauerstoff.

Produktion von Stickstoffmonoxid und dessen Bedeutung

Ein herausragendes Merkmal der Nase ist ihre Fähigkeit, Stickstoffmonoxid (NO) zu produzieren. Dieses Molekül wird in den Nasennebenhöhlen gebildet und hat vielfältige Funktionen:

- **Erweiterung der Blutgefäße:** Stickstoffmonoxid verbessert die Durchblutung, was die Sauerstoffaufnahme in der Lunge effizienter macht.
- **Regulation des Immunsystems:** Stickstoffmonoxid hat entzündungshemmende Eigenschaften und schützt den Körper vor Infektionen.
- **Unterstützung des Vagusnervs:** Stickstoffmonoxid trägt zur Aktivierung der Vagusbremse bei, die den Körper in einen Zustand von Ruhe und Regeneration versetzt.

Evolutionäre Entwicklung der Nase: Vom Überleben zur Optimierung des Wohlbefindens

Die menschliche Nase ist das Ergebnis einer langen evolutionären Anpassung. Unsere frühen Vorfahren entwickelten breite, nach vorne gerichtete Nasen mit großen Atemwegen, die das Überleben in einer feuchten, warmen Umgebung sicherten.

Mit der Zeit passte sich die Nasenform verschiedenen Klimazonen an: Schmalere, längere Nasen entwickelten sich in kälteren Regionen, um die Luft besser zu erwärmen, während breitere Nasen in wärmeren Zonen dominierten, um eine effiziente Kühlung zu gewährleisten.

Diese evolutionären Anpassungen hatten auch Einfluss auf die gesamte Schädel- und Gesichtsstruktur. Moderne Menschen leiden jedoch zunehmend unter einer Dysentwicklung, bei der schmalere Atemwege und häufige Mundatmung zu gesundheitlichen Problemen wie Schlafapnoe, Zahnfehlstellungen und chronischen Entzündungen führen.

Vergleich von Nasen- und Mundatmung: Warum die Nase bevorzugt werden sollte

Die Wahl zwischen Nasen- und Mundatmung ist entscheidend für die Gesundheit. Während die Nase zahlreiche Schutz- und Regulierungsfunktionen erfüllt, fehlen diese bei der Mundatmung:

- **Keine Filterung:** Schadstoffe, Viren und Bakterien gelangen ungehindert in die Atemwege.
- **Keine Erwärmung und Befeuchtung:** Kalte und trockene Luft kann die Lunge reizen und das Infektionsrisiko erhöhen.
- **Fehlende Stickstoffmonoxidproduktion:** Die Mundatmung umgeht die Nasennebenhöhlen, was zu einer reduzierten Sauerstoffaufnahme und geschwächten Immunabwehr führt.

Studien zeigen, dass schon wenige Tage ohne Nasenatmung zu einer Verschlechterung der allgemeinen Gesundheit führen können. Eine kontinuierliche Mundatmung wird mit Bluthochdruck, Schlafstörungen und chronischer Erschöpfung in Verbindung gebracht. Die Nase ist daher nicht nur das bevorzugte Atemorgan, sondern ein essenzielles Werkzeug zur Förderung von Gesundheit und Wohlbefinden.

Die Rolle der Nasenatmung für den Vagusnerv

Wie die Nasenatmung den Vagusnerv stimuliert

Die Nasenatmung ist ein Schlüssel zur Aktivierung des Vagusnervs. Die bewusste, tiefe Atmung durch die Nase aktiviert die sogenannten Mechanorezeptoren in der Lunge. Diese senden Signale an das Gehirn, die über den Vagusnerv die Herzfrequenz senken, die Verdauung fördern und den Blutdruck regulieren.

Verbindung zwischen Stickstoffmonoxid und der Funktion des Vagusnervs

Ein besonderes Merkmal der Nasenatmung ist die Produktion von Stickstoffmonoxid in den Nasennebenhöhlen. Stickstoffmonoxid spielt eine zentrale Rolle bei der Regulation vieler Körperfunktionen:

- **Verbesserte Sauerstoffaufnahme:** Durch die Erweiterung der Blutgefäße unterstützt Stickstoffmonoxid eine optimale Sauerstoffversorgung des Körpers.
- **Regulation des Immunsystems:** Stickstoffmonoxid hemmt entzündliche Prozesse und schützt vor Infektionen.
- **Stärkung der Vagusbremse:** Stickstoffmonoxid wirkt direkt auf den Vagusnerv und fördert dessen Fähigkeit, den Körper zu beruhigen und zu stabilisieren. Dies ist entscheidend, um stressbedingte Erkrankungen zu vermeiden.

Aktivierung des parasympathischen Nervensystems durch bewusste Nasenatmung

Die bewusste Nasenatmung aktiviert den parasympathischen Ast des autonomen Nervensystems. Dies geschieht, indem sie die Herzratenvariabilität verbessert – ein Indikator für die Fähigkeit des Körpers, zwischen Stress und Entspannung zu wechseln.

Atemübungen wie langsames, rhythmisches Atmen oder *Nadi Shodhana*, die Nasenlochwechselatmung, verstärken diese Effekte. Sie bringen den Atem in Einklang mit dem Herzschlag und aktivieren den Vagusnerv, wodurch der Körper schneller in einen Zustand der Entspannung gelangt und sich regenerieren kann.

Gesundheitliche Vorteile der Nasenatmung

Verbesserung der Sauerstoffaufnahme und Lungenfunktion

Die Nasenatmung erhöht die Effizienz des Sauerstoffaustauschs in den Lungenbläschen um bis zu 20 % im Vergleich zur Mundatmung. Dies liegt daran, dass die Luft länger in den Atemwegen verweilt und besser vorbereitet wird.

Durch die Produktion von Stickstoffmonoxid in den Nasennebenhöhlen werden die Lungenkapillaren geweitet, wodurch Sauerstoff schneller ins Blut gelangt. Dieser Prozess stärkt die körperliche Leistungsfähigkeit und unterstützt die optimale Funktion der Organe.

Stärkung des Immunsystems und Reduzierung von Entzündungen

Die Nase ist die erste Verteidigungslinie gegen Krankheitserreger. Ihre Schleimhäute und Flimmerhärchen filtern Schadstoffe und Bakterien aus der Luft, während die Schleimproduktion sie neutralisiert. Die kontinuierliche Stimulation der Nasenschleimhaut durch das Einatmen von Millionen Mikroorganismen trainiert das Immunsystem, sodass T-Zellen und Antikörper effektiver gebildet werden. Zudem wirkt Stickstoffmonoxid entzündungshemmend und fördert die Heilung im gesamten Körper.

Einfluss auf die Herzratenvariabilität und Stressreduktion

Langsame, bewusste Nasenatmung erhöht die Herzratenvariabilität, ein Zeichen für die Balance zwischen Sympathikus (Stresssystem) und Parasympathikus (Ruhe- und Erholungssystem). Studien zeigen, dass Nasenatmung den Cortisolspiegel senkt, was zu einem Gefühl von Ruhe und Gelassenheit beiträgt.

Prävention von Krankheiten, die mit Mundatmung verbunden sind

Die gesundheitlichen Vorteile der Nasenatmung sind besonders im Vergleich zur Mundatmung hervorzuheben. Mundatmung wird mit einer Vielzahl von Gesundheitsproblemen assoziiert, darunter:

- **Schlafapnoe und Schnarchen:** Die Nasenatmung hält die Atemwege frei und fördert einen erholsamen Schlaf.
- **Chronische Entzündungen:** Durch die Filter- und Schutzfunktionen der Nase werden Entzündungen in den Atemwegen reduziert.
- **Verformung der Gesichtsknochen und Zahnfehlstellungen:** Eine regelmäßige Mundatmung kann das Wachstum von Kiefer und Gaumen negativ beeinflussen, während Nasenatmung diese Probleme verhindert.

Psychologische und emotionale Auswirkungen der Nasenatmung

Förderung von Ruhe und Gelassenheit

Die Nasenatmung ist ein kraftvolles Werkzeug, um inneren Frieden und Ruhe zu fördern. Langsames, bewusstes Atmen durch die Nase aktiviert das parasympathische Nervensystem, was Herzfrequenz und Blutdruck senkt und eine tiefgreifende Entspannung bewirkt. Besonders das linke Nasenloch ist mit einer beruhigenden Wirkung verbunden, da es direkt den parasympathischen Zweig des autonomen Nervensystems stimuliert. Diese Wirkung kann helfen, Ängste abzubauen, Stress zu mindern und den Körper in einen regenerativen Zustand zu versetzen.

Unterstützung der emotionalen Resilienz und inneren Balance

Durch die Nasenatmung wird die Herzratenvariabilität verbessert, ein Marker für die Fähigkeit des Körpers, auf Stress flexibel zu reagieren. Eine höhere Herzratenvariabilität ist mit einer besseren emotionalen Resilienz verbunden, da der Körper schneller von stressigen Ereignissen in einen Zustand der Ruhe zurückkehren kann.

Studien zeigen, dass die Nasenatmung nicht nur körperliche, sondern auch emotionale Prozesse positiv beeinflusst, indem sie das Gleichgewicht zwischen den Gehirnhälften fördert. Dies stärkt die innere Balance und die Fähigkeit, Herausforderungen gelassener zu begegnen.

Einfluss der Nasenatmung auf Kreativität und kognitive Fähigkeiten

Die Nasenatmung hat nachweislich einen direkten Einfluss auf die Funktion des Gehirns. Sie reguliert den Blutfluss im präfrontalen Cortex, der für Entscheidungsfindung, Konzentration und kreatives Denken verantwortlich ist. Das linke Nasenloch fördert kreative Prozesse und emotionale Wahrnehmung, während das rechte Nasenloch die Wachsamkeit und logisches Denken unterstützt. Das abwechselnde Atmen durch die Nasenlöcher – wie bei der Nasenlochwechselatmung (*Nadi Shodhana*) – hilft, diese Funktionen auszugleichen und das volle Potenzial des Gehirns auszuschöpfen.

Praktische Atemübungen für den Alltag

Bewusste Nasenatmung: Anleitung und Vorteile

Eine der einfachsten und effektivsten Techniken ist die bewusste Nasenatmung. Setzen oder legen Sie sich bequem hin, schließen Sie die Augen und atmen Sie langsam und tief durch die Nase ein und aus. Achten Sie darauf, dass die Einatmung sanft und die Ausatmung etwas länger ist. Diese Übung kann zu jeder Tageszeit durchgeführt werden, um Stress abzubauen und die Verbindung zum Körper zu stärken. Vorteile sind die Verbesserung der Sauerstoffaufnahme, die Aktivierung des parasympathischen Nervensystems und die Förderung der mentalen Klarheit.

Nasenlochwechselatmung (*Nadi Shodhana*): Technik und Wirkung

Nadi Shodhana ist eine yogische Atemtechnik, die Balance und Harmonie zwischen den Gehirnhälften herstellt. So führen Sie die Übung durch:

1. Setzen Sie sich bequem hin und schließen Sie die Augen.
2. Verschließen Sie das rechte Nasenloch mit dem Daumen und atmen Sie langsam durch das linke Nasenloch ein.
3. Schließen Sie das linke Nasenloch mit dem Ringfinger, öffnen Sie das rechte Nasenloch und atmen Sie langsam aus.
4. Wiederholen Sie diesen Wechselrhythmus für einige Minuten.

Diese Technik beruhigt den Geist, reduziert Stress und fördert die Konzentration. Sie wird traditionell eingesetzt, um die emotionale Balance zu stärken und den Körper energetisch auszubalancieren.

Resonante Atmung und das Summen beim Ausatmen

Beim Summen während des Ausatmens wird ein beruhigender Ton erzeugt, der die Vagusnervaktivität verstärkt. Diese Übung wird auch als „Bienenatmung“ bezeichnet:

1. Atmen Sie langsam und tief durch die Nase ein.
2. Atmen Sie langsam aus und summen Sie dabei leise wie eine Biene.
3. Wiederholen Sie dies für 5 bis 10 Minuten.

Diese Methode reduziert Stress, verbessert die Sauerstoffversorgung und beruhigt die Nerven.

Tipps zur Förderung der Nasenatmung (z. B. Mund-Taping)

Für viele Menschen, die unbewusst durch den Mund atmen, kann die Umstellung auf Nasenatmung eine Herausforderung sein.

Mund-Taping – das sanfte Abkleben der Lippen mit einem speziellen medizinischen Tape während des Schlafs – ist eine effektive Methode, um die Gewohnheit der Nasenatmung zu fördern. Diese Technik hilft, die nächtliche Atmung zu verbessern, Schnarchen zu reduzieren und die Qualität des Schlafs zu steigern.
Weitere Tipps umfassen:

- **Bewusstseinsübungen:** Achten Sie im Alltag gezielt darauf, durch die Nase zu atmen.
- **Entspannungspraktiken:** Yoga und Meditation unterstützen eine natürliche Nasenatmung.
- **Freihalten der Atemwege:** Sorgen Sie durch Nasenspülungen oder die Verwendung ätherischer Öle wie Pfefferminz oder Eukalyptus für freie Nasenwege.

Die Heilkraft der Nasenatmung: 12 gesundheitliche Wirkungen, die ich täglich erlebe

Nach meiner früheren Tätigkeit in einer HNO-Klinik hat mich die Funktion der Nasenatmung nie mehr losgelassen. In über 40 Jahren Praxiserfahrung durfte ich beobachten, wie entscheidend sie für unsere Gesundheit, unser Wohlbefinden und unsere Regeneration ist. Die folgenden zwölf Effekte zeigen eindrücklich, wie wertvoll das bewusste Training der Nasenatmung ist – insbesondere durch kleine Maßnahmen wie das nächtliche Mund-Taping.

1. **Optimierte Sauerstoffversorgung:** Die Nasenatmung sorgt für tiefe, langsame Atemzüge und verbessert so die Aufnahme von Sauerstoff – die Basis jeder Zellfunktion.
2. **Aktivierung des Vagusnervs und der inneren Ruhe:** Durch den sanften Luftstrom über die Nasenmuscheln wird der Vagusnerv stimuliert – ein Schlüssel zur Entspannung, Regeneration und Stressreduktion.
3. **Natürliche Luftfilterung:** Die Nase ist unsere biologische Klimaanlage: Sie filtert Pollen, Viren, Staub und Bakterien, bevor sie die Lunge erreichen.
4. **Erwärmung und Anfeuchtung der Atemluft:** Besonders im Winter schützt die Nasenatmung die Atemwege, indem sie die Luft auf Körpertemperatur bringt und befeuchtet.
5. **Weniger Wasserverlust im Schlaf:** Durch die Nasenatmung bleibt die Atemluft feucht – das schützt vor Dehydrierung und Mundtrockenheit.
6. **Erholsamer Schlaf und weniger Schnarchen:** Eine ruhige Nasenatmung stabilisiert den Atemfluss, reduziert Schnarchen und unterstützt einen tiefen, erholsamen Schlaf.

7. **Gesunder Mundraum und stabile Zahngesundheit:** Trockene Schleimhäute fördern Entzündungen. Die Nasenatmung erhält den Speichelfluss und schützt so vor Karies und Zahnfleischproblemen.
8. **Erhöhte Produktion von Stickstoffmonoxid:** Die Nebenhöhlen produzieren Stickstoffmonoxid – ein Molekül, das antibakteriell wirkt, die Gefäße erweitert und die Sauerstoffaufnahme verbessert.
9. **Regulierung des Blutdrucks:** Die Aktivierung des Parasympathikus durch Nasenatmung wirkt blutdrucksenkend – eine natürliche Hilfe bei Stress und Spannung.
10. **Gesunde CO_2-Balance:** Die Nasenatmung verhindert unbewusstes Überatmen. Das schützt vor CO_2-Verlust, erhält den Atemantrieb und unterstützt die Zellatmung.
11. **Mehr Energie, Klarheit und Konzentration:** Ein gut versorgtes Gehirn funktioniert klarer. Die Nasenatmung stärkt geistige Leistungsfähigkeit, Fokus und Wachheit.
12. **Gesunde Kiefer- und Zungenlage:** Vor allem bei Kindern beeinflusst die Nasenatmung die Entwicklung des Gaumens, der Zähne und der Zunge – mit langfristigen Auswirkungen auf Atmung und Haltung.

Diese Beobachtungen bestätigen sich täglich in meiner Praxis. Schon einfache Übungen und Gewohnheitsveränderungen – wie das Training der Nasenatmung oder das nächtliche Mund-Taping – können erstaunliche Wirkungen entfalten. Es lohnt sich, diesen natürlichen Weg der Heilung wieder bewusst zu nutzen.

KAPITEL 22

Der Vagusnerv in der Traditionellen Chinesischen Medizin

Die Traditionelle Chinesische Medizin (TCM) sieht Gesundheit als ein empfindliches Gleichgewicht von Energien im Körper, das durch Lebensstil, Emotionen und Umwelt beeinflusst wird. Diese Philosophie hat viel gemeinsam mit der modernen Vorstellung vom Vagusnerv als Vermittler zwischen Körper und Geist.

In der TCM spielt die „Mitte" eine zentrale Rolle für das Gleichgewicht und die Harmonie im Körper. Der Vagusnerv unterstützt diese Mitte, indem er hilft, den Körper in einen Zustand der Entspannung und Regeneration zu versetzen, der zur inneren Balance beiträgt.

In diesem Kapitel erkunden wir, wie der Vagusnerv und die Prinzipien der TCM zusammenwirken, um die Gesundheit zu fördern, und welche Techniken aus der TCM zur Stärkung des Vagusnervs beitragen können.

Konzepte der TCM und das Gleichgewicht im Körper

Die Traditionelle Chinesische Medizin basiert auf den Konzepten von *Yin und Yang*, den *fünf Elementen* und dem Fluss des *Qi* (der Lebensenergie).

Yin und Yang repräsentieren gegensätzliche Kräfte, deren Ausgleich entscheidend für das Wohlbefinden ist.

Der Vagusnerv unterstützt das Gleichgewicht von Yin und Yang, indem er den Körper in den „Ruhe-und-Verdauung"-Modus bringt und die Energien im Körper harmonisiert. Wenn Yin und Yang im Gleichgewicht sind, kann das Qi ungehindert fließen und die Funktionen der Organe optimal unterstützen.

Ein zentrales Prinzip der TCM ist die Pflege der „Mitte", die die Verdauungsorgane und das Verdauungssystem umfasst und für die Aufnahme und Verteilung von Energie im Körper zuständig ist. Da der Vagusnerv direkt auf das Verdauungssystem wirkt und dessen Funktion reguliert, beeinflusst er auch die Mitte und unterstützt so das energetische Gleichgewicht.

Ein gut funktionierender Vagusnerv hilft dabei, die Balance im Körper wiederherzustellen und das Qi in einem harmonischen Fluss zu halten.

TCM-Techniken zur Förderung von Harmonie und zur Stärkung des Vagusnervs

In der TCM gibt es verschiedene Techniken, die zur Förderung der Harmonie und zur Stärkung des Vagusnervs beitragen. Einige dieser Methoden haben das Ziel, das Qi zu beruhigen und das Nervensystem zu regulieren, was die vagale Aktivität unterstützt.

Zu den wichtigsten Techniken gehören:

1. **Akupunktur:** Akupunktur ist eine zentrale Technik in der TCM, die durch das Setzen von Nadeln an spezifischen Punkten den Energiefluss im Körper reguliert. Studien zeigen, dass Akupunktur eine beruhigende Wirkung auf das autonome Nervensystem hat und die vagale Aktivität steigern kann. Besonders Punkte am Ohr (wie *Shen Men*) und am Bauch haben einen direkten Einfluss auf den Vagusnerv und fördern Entspannung und innere Balance.
2. **Qigong und Tai Chi:** Diese langsamen, fließenden Bewegungen helfen, den Geist zu beruhigen und das Qi zu harmonisieren. Die Atmung wird bewusst gesteuert, was den Vagusnerv stimuliert und eine tiefe Entspannung fördert. Regelmäßiges Üben von Qigong und Tai Chi stärkt die Resilienz des Nervensystems und verbessert die Fähigkeit zur Selbstregulation.
3. **Atemtechniken:** Die TCM betont die Bedeutung der Atmung für das Wohlbefinden. Tiefe, langsame Atemzüge, wie sie in der TCM gelehrt werden, fördern die vagale Aktivität, beruhigen das Nervensystem und unterstützen das Gleichgewicht von Yin und Yang im Körper.
4. **Kräuterheilkunde:** TCM-Kräuter, Pilze (Pilzkraft mit z. B. Reishi, Shiitake und Maitake) oder Wurzeln (Wurzel-Komplex mit z. B. Ginseng,

Astragalus, Maca, Ashwagandha und Taigawurzel) wirken als Psychoadaptogene, reduzieren den Cortisolspiegel, stärken das Qi und wirken beruhigend auf das Nervensystem. Sie stärken die Widerstandsfähigkeit gegen Stress und unterstützen eine gesunde vagale Funktion.

Die Bedeutung der „Mitte“ in der TCM und ihre Verbindung zum Vagusnerv

In der TCM wird die „Mitte“ oft mit dem Verdauungssystem assoziiert, das Energie aus der Nahrung aufnimmt und den Körper mit Kraft versorgt. Der Vagusnerv, der das Verdauungssystem direkt beeinflusst, spielt daher eine wichtige Rolle in der Unterstützung der Mitte.

Wenn der Vagusnerv aktiv ist und das Verdauungssystem gut reguliert wird, kann der Körper das Qi effektiv aufnehmen und verteilen, sodass das innere Gleichgewicht gefördert und das Gefühl von Vitalität gestärkt wird.

Eine gesunde Mitte wird in der TCM auch als Fundament für psychisches und physisches Wohlbefinden gesehen. Indem der Vagusnerv auf das Verdauungssystem wirkt und die Funktionen der Organe harmonisiert, hilft er, die Mitte zu stabilisieren und das Gleichgewicht von Körper und Geist zu bewahren. So kann auf der Verdauungsebene „Klares“ und „Trübes“ besser voneinander getrennt werden, ebenso wie auf mentaler Ebene auch „Täuschung“ und „Wahrheit“ besser erkannt bzw. reflektiert werden können.

Trennung von Wahrheit und Täuschung: Wie der Vagusnerv das innere Gleichgewicht fördert

In der TCM wird das innere Gleichgewicht oft mit einem klaren Geist und einem Gefühl der inneren Wahrhaftigkeit verbunden. Der Vagusnerv kann helfen, dieses Gleichgewicht zu fördern, indem er das Nervensystem beruhigt und uns in Kontakt mit unserem Körper und unseren Emotionen bringt.

Indem er Stress und übermäßige Reaktivität reduziert, ermöglicht der Vagusnerv, zwischen innerer Wahrheit und Täuschung zu unterscheiden und Klarheit zu gewinnen. Ein ruhiger, aktiver Vagusnerv stärkt das Bewusstsein für die innere Balance und hilft, eine klare Perspektive auf sich selbst und die Umwelt zu behalten.

Freies Denken – ist Typ-2-Denken

Wir leben in einer Zeit, in der viele Menschen das Gefühl haben, fremdgesteuert zu sein. Dauerstress, Reizüberflutung und mediale Dauerberieselung lassen uns oft nur noch im Autopilotmodus denken. Doch es gibt einen Weg zurück zu mentaler Klarheit, geistiger Autonomie und tiefer innerer Ruhe. Mithilfe von neurowissenschaftlichen Erkenntnissen, traditioneller Pflanzenkraft und einfachen Alltagsritualen können Sie Ihr Denken wieder zu sich zurückholen.

Dr. Michael Nehls beschreibt in seinem Buch *Alzheimer ist heilbar* zwei Arten des Denkens:

- **Typ-1-Denken:** schnell, instinktiv, emotional. Es wird bei Stress, Gefahr und Reizüberflutung aktiviert. Es entspringt dem limbischen System und wird ausschließlich vom Sympathikus gesteuert. Das heißt: Das Unterbewusstsein wittert subtil, „automatisch und unterhalb des Bewusstseinsradars" eine Gefahr und sei es nur in Form von „falschen" (getrennten) Gedanken.
- **Typ-2-Denken:** langsam, bewusst, reflektiert. Es ist aktiv bei Kreativität, ethischem Denken und Selbstreflexion. Es entspringt dem präfrontalen Cortex.

Wer dauerhaft gestresst ist, der verliert den Zugang zu seinem Typ-2-Denken – und damit zur geistigen Souveränität. Wachstum und Weiterentwicklung bedingen Reflexion. Diese braucht einen starken ventralen Vagustonus. Nur so können wir Erfahrenes in das Wissen und die Weisheit umwandeln, die uns Zukünftiges anders (besser) machen lassen.

TEIL IV

BEWUSSTSEIN, SELBSTFÜRSORGE UND SPIRITUELLES WACHSTUM

KAPITEL 23

Herzkohärenz und innere Balance: Die Verbindung zwischen Herz und Vagusnerv

Herz und Vagusnerv sind auf eine besondere Weise miteinander verbunden und haben großen Einfluss auf unser emotionales und körperliches Wohlbefinden. Wenn das Herz in einem Zustand der Kohärenz – das heißt in einem gleichmäßigen, harmonischen Rhythmus – schlägt, fördert dies innere Ruhe und emotionale Stabilität.

Der Vagusnerv spielt dabei eine zentrale Rolle, da er die Herzfrequenz reguliert und zur Harmonisierung des Herzrhythmus beiträgt. Ein kohärentes Herz wirkt sich positiv auf das Nervensystem aus, verbessert die Stressresistenz und stärkt die Gesundheit.

In diesem Kapitel erfahren Sie, was Herzkohärenz ist, wie sie Ihre Gesundheit beeinflusst und welche Techniken helfen, diesen Zustand zu erreichen.

Die Verbindung zwischen Herz und Vagusnerv

Der Vagusnerv reguliert die Herzfrequenz, indem er Signale sendet, die den Herzschlag verlangsamen und in Balance bringen.

Diese vagale Aktivität spielt eine wesentliche Rolle bei der Schaffung von Herzkohärenz, einem Zustand, in dem das Herz gleichmäßig und in Harmonie schlägt. Herzkohärenz ist nicht nur ein physiologischer, sondern auch ein emotionaler und mentaler Zustand, der das Nervensystem stabilisiert und ein Gefühl von innerer Balance und Klarheit vermittelt.

In stressigen Situationen wird der Herzschlag oft unregelmäßig und beschleunigt sich mit der Folge, dass das Nervensystem in Aufruhr versetzt wird. Ein aktivierter Vagusnerv hilft, diesen Zustand zu beruhigen und den Herzrhythmus wieder in Kohärenz zu bringen.

Dadurch entsteht ein harmonischer Zustand, in dem Körper und Geist im Einklang sind. Studien zeigen, dass Herzkohärenz positive Auswirkungen auf die psychische Gesundheit, die Konzentrationsfähigkeit und die Widerstandsfähigkeit gegenüber Stress hat.

Wie Herzkohärenz die emotionale und körperliche Gesundheit beeinflusst

Herzkohärenz ist eng mit emotionaler Gesundheit und Stressresistenz verbunden. Wenn das Herz kohärent schlägt, sinkt das Stressniveau, da der Körper in einen Zustand der Ruhe und Erholung übergeht. In diesem Zustand werden weniger Stresshormone ausgeschüttet und die Fähigkeit zur Selbstregulation nimmt zu.

Herzkohärenz verbessert die Herzfrequenzvariabilität, die ein Indikator für ein gesundes und widerstandsfähiges Nervensystem ist. Eine hohe Herzfrequenzvariabilität deutet auf eine starke vagale Aktivität hin und ist ein Zeichen dafür, dass das Nervensystem flexibel und gut reguliert ist.

Körperlich kann Herzkohärenz das Immunsystem stärken, die Entzündungsprozesse reduzieren und die Regeneration des Körpers fördern. Emotional bringt sie ein Gefühl der inneren Ruhe, fördert die Selbstwahrnehmung und hilft, Gedanken und Emotionen klarer zu betrachten.

Menschen, die regelmäßig Herzkohärenztechniken anwenden, berichten oft von einer verbesserten Lebensqualität und einer höheren emotionalen Stabilität.

Techniken zur Förderung von Herzkohärenz und innerer Ruhe

Die Förderung von Herzkohärenz erfordert Techniken, die den Vagusnerv aktivieren und den Herzschlag beruhigen. Diese Übungen sind einfach und lassen sich leicht in den Alltag integrieren. Die folgenden Methoden können dabei helfen, Herzkohärenz zu fördern und das Nervensystem zu stabilisieren:

1. **Atmung zur Herzkohärenz:** Eine der effektivsten Methoden zur Förderung von Herzkohärenz ist die gleichmäßige Atmung. Atmen Sie fünf Sekunden lang ein und fünf Sekunden lang aus. Diese Art der Atmung synchronisiert Herzschlag und Atem und aktiviert den Vagusnerv mit der Folge, dass das Nervensystem beruhigt und Kohärenz gefördert wird. Diese Technik können Sie mehrmals am Tag und besonders in stressigen Momenten praktizieren.
2. **Positive Visualisierung:** Stellen Sie sich Momente oder Menschen vor, die positive Gefühle in Ihnen auslösen. Diese Visualisierungstechniken fördern Herzkohärenz und bringen das Herz in einen harmonischen Rhythmus. Positives Denken und Visualisieren stimulieren das Nervensystem und fördern Gefühle von Dankbarkeit und Freude, was die vagale Aktivität und die Herzgesundheit unterstützt.
3. **Meditation für Herz und Geist:** Meditative Techniken wie die Achtsamkeits- oder Loving-Kindness-Meditation (Metta) fördern Herzkohärenz und helfen, das Herz und den Geist in Einklang zu bringen. Setzen Sie sich an einen ruhigen Ort, schließen Sie die Augen und konzentrieren Sie sich auf Ihre Atmung. Lassen Sie positive Gedanken und Gefühle entstehen und spüren Sie, wie sich ein Gefühl von Ruhe und Gelassenheit einstellt.
3. **Biofeedback:** Biofeedback-Geräte können dabei helfen, die Herzfrequenzvariabilität zu überwachen und Herzkohärenz gezielt zu trainieren. Diese Geräte zeigen an, wie die Atmung den Herzschlag beeinflusst, und geben Rückmeldung, wann ein kohärenter Zustand erreicht ist. Biofeedback ist besonders hilfreich für Menschen, die einen visuellen Anhaltspunkt benötigen, um ihre Herzfrequenz besser zu regulieren.

Zusammengefasst: Herzkohärenz als Schlüssel zu innerer Balance und Resilienz

Herzkohärenz fördert ein harmonisches Zusammenspiel von Herz und Vagusnerv und bringt den gesamten Körper in einen Zustand der Ruhe und Ausgeglichenheit. Dieser kohärente Zustand unterstützt das Nervensystem, fördert emotionale Stabilität und hilft, mit Stress und Herausforderungen besser umzugehen.

Durch regelmäßige Übungen zur Förderung der Herzkohärenz kann ein tieferes Gefühl von innerer Balance entstehen, das uns sowohl körperlich als auch emotional stärkt.

Wenn Sie die Techniken zur Förderung der Herzkohärenz regelmäßig in Ihren Alltag integrieren, verbessern Sie nicht nur die vagale Gesundheit, sondern schaffen auch eine stabile Grundlage für ein Leben voller Gelassenheit und Resilienz. Herzkohärenz ist damit ein wertvoller Schlüssel zur Selbstregulation und ein wirkungsvolles Werkzeug für ein erfülltes, gesundes Leben.

KAPITEL 24

Selbstliebe und Mitgefühl als Basis für Heilung: Die Kraft der Selbstempathie zur Aktivierung des Vagusnervs

Selbstliebe und Mitgefühl sind tief verwurzelte Kräfte, die sowohl unser emotionales Wohlbefinden als auch die Gesundheit unseres Nervensystems stärken können.

Indem wir uns selbst mit Wohlwollen und Verständnis begegnen, schaffen wir die Basis für innere Heilung und persönliches Wachstum. Selbstempathie und Mitgefühl aktivieren den Vagusnerv und versetzen den Körper in einen Zustand der Ruhe und Sicherheit.

In diesem Kapitel erfahren Sie, wie wichtig Selbstliebe für die Heilung ist, wie Selbstempathie den Vagusnerv stimuliert und welche Techniken helfen, Mitgefühl für sich selbst und andere zu entwickeln.

Selbstliebe als Basis für Heilung und Wachstum

Selbstliebe bedeutet, uns selbst in all unseren Facetten anzunehmen, auch in Schwächen und Verletzlichkeiten. Diese Haltung eröffnet einen Raum für Heilung und Selbstakzeptanz. Wenn wir uns selbst mit Freundlichkeit und Geduld begegnen, senden wir dem Nervensystem Signale der Sicherheit, die den Vagusnerv aktivieren und eine entspannte, heilsame Atmosphäre in uns schaffen.

Selbstliebe ist eine Grundlage für psychisches und physisches Wohlbefinden, da sie uns ermöglicht, Stress besser zu bewältigen und widerstandsfähiger zu werden. Menschen, die eine starke Selbstliebe und Selbstakzeptanz entwickelt haben, fühlen sich emotional ausgeglichener und sind in der Lage, auf Herausforderungen gelassener zu reagieren.

Auf körperlicher Ebene kann die Aktivierung des Vagusnervs durch Selbstliebe dazu beitragen, die Ausschüttung von Stresshormonen zu reduzieren und die Balance im Nervensystem zu fördern.

Die Rolle der Selbstempathie bei der Aktivierung des Vagusnervs

Selbstempathie ist die Fähigkeit, sich selbst in schwierigen Momenten mit Verständnis und Mitgefühl zu begegnen. Diese Haltung aktiviert den ventralen Vaguszweig, der für das Gefühl von Sicherheit und Verbundenheit verantwortlich ist. Selbstempathie kann als eine Art von Selbstfürsorge betrachtet werden, die das Nervensystem beruhigt und den Körper in einen Zustand der Entspannung versetzt.

Wenn wir uns selbst mit Empathie begegnen, werden Gefühle von Scham oder Schuld abgemildert und wir gewinnen Raum für Heilung und inneren Frieden. Mitgefühl für uns selbst aktiviert den Vagusnerv mit der Folge, dass das Nervensystem reguliert wird und zu einer stabileren emotionalen Balance beiträgt.

Die Praxis der Selbstempathie ist daher nicht nur ein Akt der Selbstliebe, sondern auch ein wirkungsvolles Mittel zur Förderung der inneren Stabilität.

Techniken zur Förderung von Mitgefühl für sich selbst und andere

Die Entwicklung von Mitgefühl für sich selbst und andere erfordert regelmäßige Übungen und Techniken, die den Vagusnerv aktivieren und das Nervensystem beruhigen. Die folgenden hilfreichen Methoden können dazu beitragen:

1. **Loving-Kindness-Meditation (Metta-Meditation):** Diese Meditation fördert Mitgefühl und Wohlwollen, indem man positive Wünsche zuerst sich selbst und dann anderen Menschen sendet. Wiederholen Sie Sätze wie „Möge ich glücklich sein“ oder „Möge ich in Frieden leben“ und weiten Sie diese Wünsche dann auf andere Menschen aus. Diese Praxis stärkt die vagale Aktivität und fördert ein Gefühl der Verbundenheit.
2. **Rituale der Selbstfürsorge:** Einfache Rituale der Selbstfürsorge wie eine warme Dusche, achtsame Berührung oder Zeit in der Natur können helfen, Mitgefühl für sich selbst zu entwickeln. Der bewusste Umgang mit sich selbst aktiviert den Vagusnerv und schafft ein Gefühl von Geborgenheit und Wohlbefinden.
3. **Atemübungen mit Fokus auf Selbstmitgefühl:** Nehmen Sie sich einige Minuten Zeit, um tief in den Bauch zu atmen und dabei mit jedem Atemzug Mitgefühl und Akzeptanz zu sich einzuladen. Stellen Sie sich vor, dass jeder Atemzug Sie mit Wärme und Wohlwollen erfüllt.
4. **Journaling über Selbstmitgefühl:** Schreiben Sie über schwierige Gefühle oder Herausforderungen, die Sie erleben, und bringen Sie dabei Verständnis und Mitgefühl für sich selbst zum Ausdruck. Die Reflexion über die eigenen Emotionen und die Betonung der Selbstakzeptanz fördern den Kontakt zu sich selbst und stärken die emotionale Stabilität.

KAPITEL 25

Bewusstseinserweiterung und spirituelle Aspekte des Vagusnervs: Der Weg zu innerem Wachstum und Transzendenz

Der Vagusnerv, bekannt als Vermittler zwischen Körper und Geist, öffnet auch eine besondere Verbindung zur spirituellen Ebene. Als eine Art „Brücke" zu tiefen, spirituellen Erfahrungen kann die Aktivierung des Vagusnervs Momente von Transzendenz, innerem Frieden und Verbundenheit fördern.

Die vagale Selbstregulation hilft nicht nur dabei, körperliche und emotionale Balance zu schaffen, sondern kann uns auch dabei unterstützen, in höhere Bewusstseinsebenen zu gelangen, wodurch ein Gefühl von Einheit und spirituellem Wachstum entsteht.

In diesem Kapitel erkunden wir die Rolle des Vagusnervs in der Bewusstseinserweiterung und wie vagale Selbstregulation den Zugang zu spirituellen Erfahrungen und innerem Wachstum unterstützen kann.

Der Vagusnerv als Brücke zu spirituellen Erfahrungen

Die Fähigkeit, unser Nervensystem selbst zu regulieren, ist eine wichtige Voraussetzung für spirituelles Wachstum.

Viele spirituelle Traditionen betonen die Verbindung zwischen Körper, Geist und Seele und sehen das Nervensystem als zentrales Instrument, um diesen Einklang zu erreichen. Der Vagusnerv spielt hier eine Schlüsselrolle, da er den „Ruhe-und-Verdauung"-Zustand des Körpers fördert und damit die Grundlage für eine tiefe, entspannte innere Wahrnehmung schafft.

Dieser Zustand des Friedens und der Entspannung ist oft die Voraussetzung für spirituelle Erfahrungen, da er den Geist beruhigt und die Sinne schärft, sodass wir uns für innere Einsichten und erweiterte Bewusstseinszustände öffnen können.

Indem der Vagusnerv aktiviert wird, werden die natürlichen Stressreaktionen des Körpers heruntergefahren und ein Gefühl der inneren Ruhe entsteht. In dieser Ruhe können wir uns besser auf unser inneres Selbst einstimmen und eine tiefere Verbundenheit mit uns selbst und dem Universum erleben.

Für viele Menschen fühlt sich dieser Zustand wie eine Rückkehr zur eigenen Essenz an – ein Zustand der Klarheit, des Friedens und der spirituellen Verbundenheit.

Die Rolle des Vagusnervs bei der Bewusstseinserweiterung

Die Fähigkeit des Vagusnervs, das Nervensystem zu regulieren, beeinflusst auch unsere Bewusstseinsebene. Wenn der Körper ruhig und entspannt ist, lässt sich der Geist leichter fokussieren, was tiefere meditative Zustände und erweiterte Bewusstseinszustände unterstützt.

Die Aktivierung des Vagusnervs kann daher ein wesentlicher Bestandteil der spirituellen Praxis sein, insbesondere wenn wir uns auf Meditation, Achtsamkeit und andere Praktiken konzentrieren, die die innere Wahrnehmung fördern.

Ein gut trainierter Vagusnerv verbessert unsere Fähigkeit, in den gegenwärtigen Moment einzutauchen und unsere Gedanken und Emotionen aus einer distanzierten, nicht reaktiven Perspektive zu beobachten. Diese Fähigkeit zur Achtsamkeit kann ein Tor zur Bewusstseinserweiterung sein, da wir nicht nur die Welt um uns herum, sondern auch die tieferen Ebenen unseres eigenen Selbst klarer wahrnehmen.

Der Vagusnerv wird so zu einer Art Wegweiser, der uns zu einem erweiterten Bewusstsein und einem tieferen Verständnis unserer eigenen Existenz führen kann.

Wie der Vagusnerv uns in Verbindung mit höheren Ebenen des Selbst bringt

Spirituelles Wachstum wird oft durch das Gefühl der Verbundenheit mit höheren Ebenen des Selbst oder einer universellen Quelle beschrieben.

Der Vagusnerv unterstützt diese Verbindung, indem er das Nervensystem in Balance bringt und innere Räume der Ruhe und Offenheit schafft. In Momenten tiefer vagaler Aktivierung erleben viele Menschen ein Gefühl der „inneren Mitte", das ein starkes Gefühl von Präsenz und Verbundenheit vermittelt.

Diese Verbindung zu höheren Ebenen des Selbst kann durch Praktiken wie Atemtechniken, Meditation, Dankbarkeit und Achtsamkeit gestärkt werden, die alle den Vagusnerv aktivieren und das Bewusstsein erweitern.

Durch die Aktivierung des Vagusnervs entsteht ein Raum für tiefe Reflexion und Selbsterkenntnis, in dem wir uns mit unseren wahren Bedürfnissen und unserer inneren Weisheit verbinden können. Dies ist ein wesentlicher Schritt auf dem Weg zu spiritueller Entwicklung, da wir lernen, aus einem Zustand der inneren Fülle und nicht aus einem Zustand des Mangels heraus zu handeln.

In spirituellen Praktiken lernen wir, das Ego loszulassen und uns für eine tiefer liegende Wahrheit zu öffnen, die jenseits der täglichen Gedanken und Sorgen liegt.

Der Vagusnerv erleichtert diesen Prozess, indem er den Geist beruhigt und die Wahrnehmung klärt, was uns ermöglicht, uns mit unserer inneren Weisheit und dem universellen Bewusstsein zu verbinden.

Zusammengefasst: Der Vagusnerv als Weg zur Transzendenz und inneren Balance

Der Vagusnerv dient als Brücke zwischen Körper, Geist und Seele und eröffnet uns die Möglichkeit, tiefe spirituelle Erfahrungen zu erleben. Durch die vagale Selbstregulation fördern wir nicht nur unser körperliches und emotionales Wohlbefinden, sondern schaffen auch die Voraussetzungen für Bewusstseinserweiterung und spirituelles Wachstum.

Indem wir die Aktivität des Vagusnervs bewusst stärken und inneren

Frieden kultivieren, können wir eine tiefere Verbindung zu uns selbst und zur universellen Weisheit aufbauen.

Auf der Reise zu innerem Wachstum und Transzendenz ist der Vagusnerv ein unschätzbar wertvolles Werkzeug, das uns in Balance hält, während wir uns für das größere Bild unserer Existenz öffnen. So wird der Vagusnerv zu einem stillen Begleiter, der uns auf unserem Weg der spirituellen Entfaltung und der Verbindung zu höheren Ebenen des Selbst unterstützt.

KAPITEL 26

Hirnwellen und der Vagusnerv: Resonanz zwischen Geist und Körper

Einleitung

Binaurale Klänge und Mantras sind bewährte Werkzeuge, um tiefe Entspannungs- und Meditationszustände zu erreichen. Während binaurale Beats durch differenzierte Klangfrequenzen das Gehirn stimulieren, wirkt das Rezitieren von Mantras über Atmung, Vibration und den auditiven Reiz. Wissenschaftliche Studien und Erfahrungsberichte legen nahe, dass beide Methoden eine beruhigende Wirkung auf das Nervensystem ausüben und insbesondere den Vagusnerv aktivieren können.

Der Vagusnerv als Hauptkomponente des parasympathischen Nervensystems beeinflusst Herzschlag, Atmung, Verdauung und Entzündungsprozesse. Eine Aktivierung dieses „Ruhenervs" äußert sich in gesteigerter Herzratenvariabilität, reduzierter Stressreaktion und verbessertem Wohlbefinden.

Die vier großen Frequenzen und ihre Wirkung

Die Wirkung binauraler Beats hängt maßgeblich von der gewählten Frequenz ab. Vier große Frequenzbereiche sind besonders relevant für die Regulation des Nervensystems:

1. **Delta-Wellen (0,5-4 Hz):** Diese extrem langsamen Frequenzen treten im Tiefschlaf auf und werden mit Regeneration und Zellreparatur assoziiert. Sie helfen bei der Erholung des Nervensystems und können durch binaurale Beats gezielt gefördert werden.
2. **Theta-Wellen (4-7 Hz):** Theta-Wellen sind mit tiefer Entspannung, kreativer Einsicht und Trancezuständen verbunden. Diese Frequenz eignet

sich besonders zur Aktivierung des Vagusnervs und zur Förderung von mentaler Ruhe.

3. **Alpha-Wellen (8-12 Hz):** Alpha-Wellen sind typisch für einen entspannten, aber wachen Geisteszustand. Sie wirken stressreduzierend, fördern kreatives Denken und helfen, in einen meditativen Zustand zu gelangen.
4. **Gamma-Wellen (30-50 Hz, speziell 40 Hz):** Gamma-Frequenzen stehen für hohe geistige Klarheit, kognitive Leistungsfähigkeit und neuronale Synchronisation. Besonders die 40-Hz-Frequenz hat in Studien neuroprotektive Eigenschaften gezeigt und könnte Entzündungsprozesse im Gehirn positiv beeinflussen.

Einfluss binauraler Beats auf den Vagusnerv

Binaurale Beats entstehen, wenn zwei leicht unterschiedliche Frequenzen auf jedes Ohr gegeben werden, wodurch das Gehirn eine Schwebung wahrnimmt. Bestimmte Frequenzbereiche – insbesondere Theta-Wellen (4-7 Hz) – können nachweislich die parasympathische Aktivität erhöhen. Eine placebokontrollierte Studie zeigte, dass nach körperlicher Aktivität das Hören von Theta-Frequenzen zu einer erhöhten Herzratenvariabilität führte – ein Indikator für die Aktivierung des Vagusnervs.

Der genaue Mechanismus hinter diesem Effekt ist noch nicht vollständig geklärt, doch es wird vermutet, dass binaurale Beats über auditive Reize Gehirnregionen aktivieren, die das autonome Nervensystem regulieren. So kommt es zu einer physiologischen Entspannungsreaktion mit reduziertem Puls und tieferer Atmung. Obwohl die Wirkung individuell unterschiedlich ausfallen kann, berichten viele Anwender von einem subjektiven Gefühl der Beruhigung.

Das Durga-Mantra in Kombination mit binauralen Sounds

Das *Durga-Mantra* ist eines der kraftvollsten Mantras zur Stärkung der inneren Resilienz und zum Schutz vor negativen Einflüssen. Seine rhythmische Rezitation erzeugt eine tiefe vagale Resonanz, wodurch sich der parasympathische Zustand verstärkt. Die Kombination mit binauralen Beats – insbesondere Theta-Wellen – kann die Wirkung intensivieren:

- Theta-Frequenzen (4-7 Hz) fördern den meditativen Zustand und helfen, in eine tiefe Entspannung einzutauchen.
- Delta-Wellen (0,5-4 Hz) unterstützen den Körper in der Regeneration und können vor dem Schlafengehen mit dem *Durga-Mantra* kombiniert werden.
- Gamma-Frequenzen (40 Hz) können zur kognitiven Klarheit beitragen und neuroprotektiv wirken.

Mantrarezitation und der Vagusnerv

Mantras wie das universelle *OM* oder das rhythmische *Durga-Mantra* beeinflussen den Vagusnerv auf mehreren Ebenen. Beim Rezitieren werden Atemmuster reguliert, der Kehlkopf wird stimuliert und es werden Vibrationen erzeugt, die über Nebenäste des Vagusnervs vagale Reflexe aktivieren. Studien zeigen, dass es bereits ausreichend ist, das *OM* fünf Minuten lang zu rezitieren, um die parasympathische Aktivität zu steigern.

Besonders effektiv ist die natürliche Verlangsamung der Atmung während des Rezitierens. Beim Singen von Mantras reduziert sich die Atemfrequenz auf etwa sechs Atemzüge pro Minute – eine Frequenz, die mit maximaler Herzratenvariabilität und tiefer Entspannung in Verbindung steht. Zusätzlich führt das Vibrieren bestimmter Laute zur Beruhigung limbischer Gehirnareale, ähnlich wie eine direkte elektrische Stimulation des Vagusnervs.

Wirkung auf neuroinflammatorische Prozesse

Entzündungsprozesse im Gehirn werden mit zahlreichen neurologischen und psychiatrischen Erkrankungen in Verbindung gebracht. Der Vagusnerv besitzt eine antiinflammatorische Funktion, indem er entzündungsfördernde Zytokine hemmt. In Tiermodellen konnte nachgewiesen werden, dass eine Stimulation des Vagusnervs neuroprotektive Effekte hat und Mikrogliazellen in einen entzündungshemmenden Modus versetzt.

Binaurale Klänge und Mantrameditationen könnten über die vagale Aktivierung ebenfalls entzündungshemmend wirken. Eine Studie hat gezeigt, dass das tägliche Chanten von Kirtans die Genexpression in Immunzellen positiv beeinflusste und entzündungsfördernde Signalwege herunterregulierte.

Besonders spannend sind Untersuchungen zur 40-Hz-Gamma-Frequenz. Studien an Mäusen mit einer der Alzheimer-Krankheit ähnlichen Pathologie zeigten, dass eine auditive Stimulation mit 40 Hz die Amyloid- und Tau-Belastung reduzierte und das Gehirn in einen regenerativen Zustand versetzte. Diese Erkenntnisse lassen vermuten, dass gezielte Klangtherapie neuroprotektive Eigenschaften besitzen könnte.

Ergänzende Unterstützung durch Omega 3 orange und Psychoadaptogene

Neben Klang- und Mantratherapie kann die gezielte Zufuhr bestimmter Nährstoffe die Wirkung auf das Nervensystem verstärken. **Omega 3 orange**, eine hochreine Omega-3-Quelle, unterstützt die neuronale Plastizität und fördert eine ausgeglichene Entzündungsbalance im Gehirn. In Kombination mit binauralen Klängen und dem *Durga-Mantra* könnte dies zu einer verstärkten Regulation des Stresssystems beitragen.

Zusätzlich kann der **Wurzel-Komplex**, der mehrere *Psychoadaptogene* enthält, dazu beitragen, das Nervensystem widerstandsfähiger gegen Stress zu machen. Adaptogene wie Ashwagandha und Rhodiola wirken stabilisierend auf den Hormonhaushalt und unterstützen die Regulation der autonomen Balance.

Fazit

Binaurale Klänge und Mantras bieten spannende Möglichkeiten zur Aktivierung des Vagusnervs und zur Förderung von Entspannung und Regeneration. Während binaurale Beats über Gehirnwellenmodulation wirken, entfalten Mantras ihre Effekte über Atemrhythmus und Vibration. Besonders das *Durga-Mantra* in Kombination mit Theta- oder Gamma-Frequenzen kann zur Stärkung von Resilienz, geistiger Klarheit und Stressabbau beitragen. Ergänzend wirken **Omega 3 orange** und die adaptogene Pflanzenkraft im **Wurzel-Komplex** als Unterstützung für eine ausgeglichene Nervenfunktion und Neuroprotektion.

ANHANG

Hochdosis-Naturmedizin zur Stärkung des Vagusnervs aus der Schatzkiste der Weltmedizin

Naturmedizin zur Stärkung des mentalen Immunsystems bei Stress und Unruhe

In einer zunehmend stressbelasteten Welt suchen immer mehr Menschen nach ganzheitlichen Wegen, um ihre Gesundheit zu unterstützen und ihr Nervensystem zu beruhigen. Der Vagusnerv, der als wichtiges Bindeglied zwischen Körper und Geist agiert, spielt eine entscheidende Rolle in der Regulation des parasympathischen Nervensystems. Verschiedene traditionelle Heilmethoden aus der tibetischen, chinesischen und ayurvedischen Medizin bieten wertvolle Ansätze, um den Vagus zu stärken und das innere Gleichgewicht wiederherzustellen.

Wurzel-Komplex

Der **Wurzel-Komplex** ist eine sorgfältig zusammengestellte Mischung aus neun verschiedenen Wurzeln, die traditionell für ihre erdenden, stressreduzierenden und gesundheitsfördernden Eigenschaften bekannt sind. Die Hauptbestandteile und ihre jeweiligen Wirkungen sind:

- **Tragantwurzel (Astragalus):** enthält Polysaccharide und Aminosäuren, die das Immunsystem stärken und die körperliche Widerstandskraft erhöhen.
- **Ginsengwurzel (Panax Ginseng):** reich an Ginsenosiden, Peptidoglycanen und Phytosterolen; fördert die geistige und körperliche Leistungsfähigkeit und unterstützt das Immunsystem.

- **Maca-Knolle (Lepidium meyenii):** liefert über 60 Vitalstoffe, darunter Vitamine, Mineralien und Aminosäuren, die zur Steigerung von Energie und Ausdauer beitragen.
- **Taigawurzel (Eleutherococcus senticosus):** enthält Eleutheroside, die als Adaptogene wirken und den Körper bei der Anpassung an Stress unterstützen.
- **Ashwagandha (Withania somnifera):** enthält Alkaloide, die beruhigend wirken und zur Reduzierung von Stress beitragen.
- **Süßholzwurzel (Glycyrrhiza glabra):** reich an Flavonoiden, Cumarinen und Triterpensaponinen; unterstützt die Nebennierenfunktion und wirkt entzündungshemmend.
- **Ingwerwurzel (Zingiber officinale):** enthält Gingerol, das antioxidative und entzündungshemmende Eigenschaften besitzt.
- **Rosenwurz (Rhodiola rosea):** enthält Rosavin, das die Stressresistenz erhöht und die geistige Leistungsfähigkeit fördert.
- **Chinesische Angelikawurzel (Angelica sinensis):** enthält ätherische Öle, die die Durchblutung fördern und das Immunsystem stärken.

Diese Kombination aus adaptogenen und nährstoffreichen Wurzeln zielt darauf ab, die *Resilienz* zu stärken. Sie hat folgende Wirkeigenschaften:

- **Erhöhung der Stressresistenz:** Adaptogene wie Taigawurzel und Rosenwurz helfen dem Körper, besser mit Stress umzugehen.
- **Unterstützung des Immunsystems:** Inhaltsstoffe wie die Tragantwurzel und Ginseng fördern eine robuste Immunantwort.
- **Steigerung von Energie und Vitalität:** Maca und Ginseng tragen zur Erhöhung von Energie und Ausdauer bei.
- **Reduzierung von Entzündungen:** Ingwer und Süßholzwurzel wirken entzündungshemmend und fördern somit das allgemeine Wohlbefinden.

Durch die regelmäßige Einnahme des Wurzel-Komplexes kann somit die körperliche und geistige Widerstandskraft gestärkt werden, was zu einer verbesserten Resilienz gegenüber den Herausforderungen des Alltags führt.

Lung

Im tibetischen Medizinsystem wird das Windelement (Lung) als zentrale Kraft angesehen, die das geistige und körperliche Wohlbefinden beeinflusst. Ein Ungleichgewicht dieses Elements zeigt sich oft in Symptomen wie Schlaflosigkeit, Nervosität, Angstzuständen und Stress. Dies sind Zustände, die den Vagusnerv schwächen können, indem sie den Körper in ständiger Anspannung halten und die natürlichen Regenerationsprozesse unterbrechen.

Kräutermischungen, die das Lung-Ungleichgewicht ausgleichen, beruhigen das Nervensystem und fördern einen entspannten Zustand, der für die Aktivierung des Vagusnervs förderlich ist. Zu den wichtigsten Bestandteilen gehören:

- **Myrobalane (Terminalia chebula):** unterstützt die Verdauung und beruhigt den Geist, eine essenzielle Voraussetzung für die Regeneration des Nervensystems.
- **Safran:** ein starkes Mittel zur Beruhigung von Stress und Förderung des emotionalen Gleichgewichts.
- **Muskatnuss** und **Narde (Nardostachys jatamansi):** Diese beruhigenden Pflanzen helfen, übermäßiges Denken zu reduzieren und den Schlaf zu fördern.

Durch die Integration solcher Rezepturen wird der Vagusnerv gestärkt, indem Körper und Geist in eine beruhigte, entspannte Verfassung gebracht werden.

Ziziphus 9

Die Rezeptur „Gui Pi Tang“ aus der Traditionellen Chinesischen Medizin (TCM) ist speziell darauf ausgerichtet, den Geist zu beruhigen, das Blut zu nähren und den Körper nach Phasen intensiver geistiger Aktivität oder Stress zu regenerieren. Sie wird oft bei Symptomen wie Schlaflosigkeit, Müdigkeit und Verdauungsstörungen angewendet – typische Zeichen, dass der Vagusnerv nicht optimal funktioniert.

Zentrale Inhaltsstoffe der „Gui Pi Tang“-Rezeptur sind:

- **Ren Shen (Ginseng):** stärkt den Körper und die Lebensenergie (Qi), indem es sowohl körperliche als auch geistige Erschöpfung mindert.
- **Huang Qi (Astragalus):** unterstützt die Immunabwehr und wirkt regenerierend.
- **Suan Zao Ren (Stacheljujubensamen):** fördert einen ruhigen Geist und entspannten Schlaf.
- **Bai Zhu (Atractylodes):** stärkt das Verdauungssystem, das für ein starkes Nervensystem essenziell ist.

Diese Rezeptur verbessert die Funktionsfähigkeit des Vagusnervs, indem sie Stress abbaut, das Nervensystem beruhigt und körperliche Resilienz fördert.

Ayurveda Balance

Im Ayurveda wird Triphala – eine Mischung aus den drei Früchten **Amalaki** (Phyllanthus emblica), **Bibhitaki** (Terminalia bellirica) und **Haritaki** (Terminalia chebula) – verwendet, um den Körper zu reinigen und das Gleichgewicht zu fördern. Diese Rezeptur ist dafür bekannt, dass sie das Verdauungssystem reguliert, das wiederum stark mit der Vagusfunktion verbunden ist.

Vorteile von Triphala für den Vagusnerv:

- **Entgiftung und Regeneration:** Triphala reinigt den Körper sanft und fördert eine gesunde Verdauung, was zur Entlastung des Nervensystems beiträgt.
- **Antioxidative Wirkung:** Die Mischung stärkt das Immunsystem und schützt den Körper vor oxidativem Stress, der eine wesentliche Rolle bei der Dysregulation des Vagusnervs spielt.
- **Regulation des Verdauungstrakts:** Eine gesunde Darmflora ist entscheidend für das Gleichgewicht des Nervensystems, da der Vagusnerv eine wichtige Rolle in der Darm-Hirn-Kommunikation spielt.

Triphala stellt eine grundlegende Unterstützung für den Körper dar, indem es nicht nur die Verdauung reguliert, sondern auch das allgemeine Wohlbefinden verbessert, was für einen optimal funktionierenden Vagusnerv entscheidend ist.

Fazit: Die Natur bietet uns eine Fülle an Möglichkeiten, um den Vagusnerv durch traditionelle Heilmethoden zu stärken. Indem wir auf bewährte Rezepturen wie Lung aus der tibetischen Medizin, Gui Pi Tang aus der TCM und Triphala aus dem Ayurveda zurückgreifen, können wir die natürlichen Mechanismen des Körpers unterstützen, um Stress abzubauen, den Geist zu beruhigen und das parasympathische Nervensystem zu aktivieren. Diese Ansätze fördern nicht nur die körperliche, sondern auch die geistige Gesundheit und schaffen die Grundlage für ein ausgewogenes und stabiles Leben.

Omega-3-Algenöl

Die Schizochytrium-Alge ist eine hervorragende pflanzliche Quelle für Omega-3-Fettsäuren, insbesondere DHA (Docosahexaensäure) und EPA (Eicosapentaensäure), die essenziell für die Gesundheit des Gehirns und des Nervensystems sind. Anders als Fischöl ist Algenöl vollständig vegan, nachhaltig und bietet eine umweltfreundliche Alternative, die reich an denselben wertvollen Fettsäuren ist, die für die Stärkung des mentalen Immunsystems und die Förderung der Resilienz von Bedeutung sind.

Positive Wirkungen von Omega-3-Algenöl mit Curcumin und Sacha-Inchi-Öl auf das mentale Immunsystem und Resilienz:

- **Förderung der Gehirnstruktur und -funktion:** DHA ist ein Hauptbestandteil der Zellmembranen im Gehirn und unterstützt die Integrität und Fluidität der Nervenzellen. Eine regelmäßige DHA-Zufuhr verbessert die neuronale Plastizität, was zur kognitiven Flexibilität und damit zur mentalen Widerstandsfähigkeit beiträgt. EPA und DHA fördern eine stabile Hirndurchblutung und optimieren die Sauerstoff- und Nährstoffversorgung des Gehirns.
- **Entzündungshemmende Eigenschaften:** Chronische Entzündungen im Gehirn und Nervensystem können Stress verursachen und die psychische Belastbarkeit beeinträchtigen. Die entzündungshemmende Wirkung von Omega-3-Algenöl hilft, überschießende Entzündungsprozesse zu regulieren, was langfristig die Resilienz und Stabilität des mentalen Immunsystems unterstützt.
- **Regulation der Stimmung und emotionale Stabilität:** Omega-3-Fettsäuren unterstützen die Produktion von Neurotransmittern wie Sero-

tonin und Dopamin, die essenziell für die emotionale Balance sind. Ein optimaler Omega-3-Spiegel kann das Risiko für Depressionen und Angstzustände verringern, was in herausfordernden Zeiten von großem Vorteil für die emotionale Widerstandsfähigkeit ist.

- **Förderung der Stressbewältigung:** Studien zeigen, dass eine regelmäßige Aufnahme von Omega-3-Fettsäuren die Reaktionsfähigkeit auf Stress reduziert und die Erholung nach stressigen Situationen unterstützt. Indem sie den Cortisolspiegel regulieren, tragen DHA und EPA dazu bei, chronischem Stress und Erschöpfung entgegenzuwirken.
- **Unterstützung der Schlafqualität:** Ein gesunder Schlaf ist eine Grundlage für psychische Resilienz und geistige Klarheit. Omega-3-Algenöl hat eine unterstützende Wirkung auf die Schlafqualität und hilft, den Schlaf-Wach-Rhythmus zu stabilisieren, sodass das Gehirn besser regenerieren kann.
- **Schutz vor altersbedingtem kognitivem Abbau:** Omega-3-Algenöl wirkt präventiv gegen altersbedingte kognitive Beeinträchtigungen und schützt die Gehirnstruktur. DHA und EPA haben neuroprotektive Effekte, die das Risiko für Demenz und Alzheimer senken und die geistige Leistungsfähigkeit im Alter fördern.

Fazit: Omega-3-Algenöl aus der Schizochytrium-Alge bietet eine umfassende Unterstützung für das mentale Immunsystem und die Resilienz. Die positive Wirkung auf Gehirnstruktur, Stimmung, Entzündungsregulation und Stressbewältigung macht dieses Algenöl zum unverzichtbaren Bestandteil einer ganzheitlichen Prävention nicht nur für Herz und Kreislauf, sondern auch für die mentale Gesundheit.

Wichtig ist, dass der Blutspiegel des „Omega-3-Index" auf sichere 8 % angehoben wird.

Darmkraft

Die **Darmkraft**-Rezeptur von Ethno Health ist eine speziell entwickelte Kräutermischung, die das Mikrobiom im Darm unterstützt und fördert. Sie basiert auf traditionellem Wissen aus verschiedenen Kulturen und nutzt die kraftvolle Wirkung von Heilpflanzen, um das Darmmilieu zu stabilisieren und eine gesunde Darmflora zu erhalten. Da der Darm nicht nur für die

Verdauung, sondern auch für das Immunsystem und die Stressresistenz eine zentrale Rolle spielt, ist eine gezielte Unterstützung des Mikrobioms entscheidend für die Entwicklung von Resilienz und Abwehrkraft.

Ein gesundes Mikrobiom, also die Gemeinschaft der Billionen von Bakterien und Mikroorganismen im Darm, ist eine Grundvoraussetzung für ein starkes Immunsystem. Der Darm ist eng mit dem Gehirn verbunden und beeinflusst durch die sogenannte Darm-Hirn-Achse die psychische Gesundheit, die Stressbewältigung und das emotionale Gleichgewicht. Ein ausgewogenes Mikrobiom kann Entzündungsprozesse regulieren, die Abwehrkräfte stärken und die geistige Belastbarkeit erhöhen. Studien zeigen, dass ein gesunder Darm auch bei der Vorbeugung von Angstzuständen und Depressionen hilft, da eine intakte Darmflora zur Produktion von Neurotransmittern beiträgt, die das Wohlbefinden fördern.

Die Hauptbestandteile und ihre jeweiligen Wirkungen sind:

- **Lactobacillus rhamnosus:** ein Milchsäurebakterium, das auch unterschiedliche sogenannte Bacteriocine produziert.
- **Lactobacillus casei:** ein stäbchenförmiges grampositives Bakterium, das Zucker in L-Milchsäure und D-Milchsäure umwandeln kann und außerdem das Wachstum von Lactobacillus acidophilus begünstigt.
- **Lactobacillus plantarum:** ein anpassungsfähiges Milchsäurebakterium, das in der Lage ist, Gelatine zu verflüssigen und somit Proteine zu spalten, und das außerdem Plantaricine bildet.
- **Lactobacillus paracasei:** ein natürlicher Gegenspieler von Escherichia coli.
- **Bifidobacterium bifidum:** sorgt für die Ansäuerung seiner Umgebung.
- **Bifidobacterium lactis:** produziert Milch- und Essigsäure und säuert somit ebenfalls seine Umgebung an.
- **Zinkgluconat:** eine organische Zinkverbindung mit guter Bioverfügbarkeit.
- **Bifidobacterium breve:** besitzt die gleiche Eigenschaft, Zucker in Milch- und Essigsäure umzuwandeln und so seine Umgebung anzusäuern, wie die übrigen Vertreter der Gattung Bifidobakterien.
- **Enterococcus faecium W54:** Vermehrung im Darm kann sehr schnell nachgewiesen werden.

- **Lactobacillus acidophilus:** ein stäbchenförmiges Bakterium, das aufgrund seiner Milchsäurebildung technisch vielfältige Verwendung findet, insbesondere bei der Säuerung von Milchprodukten.

Durch die Kombination dieser Pflanzenbestandteile wirkt **Darmkraft** stabilisierend und aufbauend auf das Mikrobiom. Die Rezeptur hilft, ein gesundes Gleichgewicht der Darmflora zu fördern, indem sie präbiotische Nährstoffe bereitstellt und entzündungshemmend wirkt. Diese Unterstützung des Mikrobioms stärkt die Barrierefunktion des Darms, wodurch schädliche Keime und Gifte weniger leicht in den Körper gelangen können. Gleichzeitig trägt eine gesunde Darmflora zur Produktion kurzkettiger Fettsäuren wie Butyrat bei, die die Darmschleimhaut schützen und die Immunabwehr fördern.

Fazit: Ein intaktes Mikrobiom ist die Grundlage für ein starkes Immunsystem und mentale Resilienz. Die **Darmkraft**-Rezeptur unterstützt die Darmgesundheit auf natürliche Weise und hilft, das Mikrobiom ins Gleichgewicht zu bringen. Damit schafft sie die Voraussetzungen für eine widerstandsfähige körperliche und psychische Gesundheit, die sich auch in stressigen Zeiten bewährt.

Herzkraft

Die **Herzkraft**-Rezeptur ist eine gehaltvolle Mischung aus vorwiegend in Europa beheimateten Pflanzen mit langer Tradition wie Mistel, Granatapfel und Knoblauch. Ursprünglich aus Nordamerika stammt die Aronia- oder Apfelbeere. Aufgrund ihrer Beliebtheit und ihres hohen Nährstoffgehaltes wird sie inzwischen auch hierzulande angebaut. Die Rezeptur enthält ferner Shiitake, Mandelpilz, die wichtigen Aminosäuren L-Carnitin und L-Arginin, Coenzym Q10 sowie Vitamin B_1 (Thiamin). Thiamin trägt zu einer normalen Herzfunktion bei. Besonders empfohlen als Nahrungsergänzung für Menschen, die auf eine herzschonende Ernährung achten müssen.

- **Granatapfel (Punica granatum):** enthält verschiedene Polyphenole wie Ellagsäure, Delphinidin oder Cyanidin. Ferner sind die Früchte reich an Kalium und enthalten verschiedene Spurenelemente und B-Vitamine.

- **L-Arginin:** eine Aminosäure, die in unserem Organismus unter anderem als Vorstufe zur Bildung von Stickstoffmonoxid dient.
- **L-Carnitin:** ist am Transport langkettiger Fettsäuren in die Mitochondrien beteiligt. Dabei handelt es sich um die Energiekraftwerke in unseren Zellen. Ohne L-Carnitin können diese Fettsäuren, die unter anderem aus dem Fettgewebe freigesetzt werden, nicht in die Mitochondrien hineingelangen.
- **Shiitake (Lentinula edodes):** gehört zu den beliebtesten Speisepilzen der Welt. Er enthält zahlreiche Makro- und Mikronährstoffe sowie interessante Polysaccharide.
- **Weißdornbeerenpulver (aus Crataegus monogyna):** beinhaltet unter anderem oligomere Procyanidine, Triterpene, Flavonoide und Phenolcarbonsäuren. Die Verwendung von Weißdorn in Europa wird bereits vor über 1000 Jahren in überlieferten Aufzeichnungen erwähnt.
- **Mistel (Viscum album):** ein Schmarotzer, der parasitisch auf verschiedenen Baumarten wächst. Die typischen, kugeligen Sträucher kann man im Winter auf entlaubten Bäumen leicht schon von Weitem erkennen. Neben ihrer Verwendung als Tee hat die Mistel vor allem in der Mythologie eine bis ins Altertum zurückreichende Bedeutung.
- **Coenzym Q10:** ist ein sehr wichtiger Co-Faktor bei der Energiegewinnung in den Mitochondrien. Ferner gehört es zu den körpereigenen Antioxidantien. Mit zunehmendem Alter lässt die körpereigene Produktion deutlich nach.
- **Knoblauch (Allium sativum):** enthält unter anderem Allicin, Ajoen und Saponine. Die Pflanze stammt ursprünglich aus Asien. Im Mittelmeerraum reicht die Verwendung bis in die Antike zurück, für Mitteleuropa gibt es Belege etwa seit dem Mittelalter.
- **Mandelpilz (Agaricus blazei Murill)**: ist ein Speisepilz, der zahlreiche Vitamine, Mineralstoffe und Spurenelemente sowie Polysaccharide enthält. Er gehört zu den Champignonartigen.
- **Aronia- oder Apfelbeere (Aronia melanocarpa):** stammt ursprünglich aus Nordamerika, wird inzwischen aber auch hierzulande angebaut. Aroniabeeren sind reich an antioxidativen Flavonoiden, die sie vor der Sonne schützen. Ihr hoher Gehalt an Provitamin A, Vitamin C, Vitamin K und Folsäure macht sie insgesamt zu einem äußerst wertvollen Lebensmittel.

Alle Rezepturen können über www.altes-heilwissen.de bezogen werden.

Weitere Empfehlungen

Die folgenden Nährstoffe fördern ein reflektiertes, freies Wahrnehmen, Fühlen und Denken:

- **Vitamin D3:** unterstützt geistige Klarheit und Immunbalance und ist wichtig für Neurotransmitter und Energiehaushalt (Empfehlung: Einnahme von täglich 4000 IE, bis der Spiegel über 40 ng/mlcc liegt).
- **Lithium 1 mg (= 25 mg Lithiumorotat):** wirkt vielfältig.
- **Magnesium-Threonat:** passiert die Blut-Hirn-Schranke, verbessert das Denken.

Mit dem Vaguscode den Alltag neu erleben

Die vier Herzensqualitäten als Schlüssel zu innerer Sicherheit, Klarheit und Mitgefühl

Seit vielen Jahrzehnten begleite ich nun Menschen auf ihrem Weg zu mehr Gesundheit, innerer Stärke und Lebensklarheit. Eine der tiefsten Erkenntnisse dieser Arbeit ist: Heilung geschieht nicht allein im Denken – sie beginnt mit dem Fühlen und unserer inneren Haltung.

Unser autonomes Nervensystem – und hier besonders der vordere Vagus – ist nicht nur ein biologisches Phänomen. Es ist auch der Träger eines geistig-emotionalen Kompasses, der uns immer wieder zurück in unsere Mitte führen kann, wenn wir ihn als Verbündeten nutzen.

Am Ende dieses Buches möchte ich Ihnen einen Weg zeigen, wie Sie den Vaguscode Tag für Tag in Ihrem Leben aktivieren können – als eine Praxis, die Ihnen Sicherheit gibt, Sie zentriert, Ihr Herz öffnet und Sie in liebevolle Verbindung mit sich selbst und anderen bringt.

Im Zentrum stehen dabei vier Herzensqualitäten, die in vielen spirituellen Traditionen als Schlüssel zu innerem Frieden gelten. Fühlen Sie sich in sie hinein und lassen Sie zu, dass ihre Qualitäten immer mehr Ihren Alltag mitbestimmen. Das wird manchmal besser, manchmal schlechter gelingen, aber das ist normal und ganz in Ordnung.

Maitri – liebende Güte

Maitri ist die stille Kraft der Freundlichkeit. Gegenüber sich selbst. Und gegenüber allem Leben. Maitri heilt die Selbstkritik und nährt die Selbstliebe.

Karuna – Mitgefühl

Karuna ist die Fähigkeit, Schmerz – den eigenen und den anderer – liebevoll zu halten, ohne ihn wegzudrücken. Es ist die Kraft der Verbundenheit im Leid.

Mudita – Mitfreude

Mudita lässt zu, dass wir uns unschuldig freuen – über das eigene Glück und das Glück der anderen. Mudita bringt Leichtigkeit, Dankbarkeit und ein inneres Lächeln.

Upeksha – Gelassenheit

Upeksha ist die Kunst des inneren Loslassens. Sie lässt uns Situationen annehmen, wie sie sind – ohne Widerstand, mit offenem Herzen.

Diese vier Qualitäten sind keine „Gefühle", die wir einfach so haben oder nicht haben – es sind Bewusstseinszustände, die wir durch Achtsamkeit, Atmung und liebevolle Präsenz kultivieren können. Und genau hier kommt der Vaguscode ins Spiel: In jedem verlängerten Ausatmen liegt ein Weg zurück in die Sicherheit, Präsenz und Verbundenheit mit sich selbst und diesen in Ihnen angelegten Qualitäten.

Die Praxis: Drei Schritte, die Sie zurück zu sich selbst führen

Schritt 1: Erdung und Sicherheit spüren

Fokus: Bauchgehirn, Kontakt zur Erde

Übung: Stehende Erdung mit tiefer Ausatmung

- Stehen Sie mit leicht gebeugten Knien, die Füße sind hüftbreit auseinander.
- Atmen Sie tief ein und mit der Ausatmung bewegen Sie die Handflächen langsam in Richtung Boden.
- Spüren Sie bewusst den Kontakt Ihrer Füße mit der Erde.
- Legen Sie dann im Sitzen beide Hände auf den Bauch.

- Atmen Sie langsam aus – so lange, wie es sich gut anfühlt.
- Stellen Sie sich beim Ausatmen vor, dass Sie in Sicherheit ankommen.
- Wiederholen Sie innerlich: „Ich bin getragen. Ich bin sicher."
- Spüren Sie den Effekt: Mehr Ruhe? Mehr Klarheit?

Dauer: 10 bis 15 Minuten
Wirkung: Aktivierung des ventralen Vaguszweiges – der Körper signalisiert: „Ich bin in Sicherheit."

Schritt 2: Ruhe und Fokussierung finden

Fokus: Gehirn und Atemrhythmus

Übung: Kohärente Atmung im 4-7-Rhythmus

- Setzen Sie sich bequem hin.
- Atmen Sie 4 Sekunden ein, 7 Sekunden aus (zählen Sie leise mit).
- Lassen Sie Ihre Schultern dabei locker.
- Wiederholen Sie innerlich beim Ausatmen das Wort „Ruhe".
- Lassen Sie alle Gedanken einfach weiterziehen – wie Wolken am Himmel.
- Beobachten Sie Ihre Atmung, wie sie von selbst tiefer wird.
- Stellen Sie sich vor, wie Sie den Sternenstaub von Milliarden von Jahren bewusst einatmen und dann etwas ganz Persönliches von sich wieder ausatmen.

Fragen Sie sich anschließend: „Wie fühlt es sich an, wenn der Geist sich beruhigt, und dann einfach nur ganz da zu sein?"

Dauer: 10 Minuten, ideal morgens oder in Übergängen
Wirkung: Regulation der Hirnwellen, mentaler Fokus, Klarheit

Schritt 3: Herzöffnung und Verbindung

Fokus: Brustraum, Herzkohärenz, emotionale Intelligenz

Übung: Herzkohärenz und die Kraft von Maitri

- Legen Sie die linke Hand auf Ihr Brustbein.
- Atmen Sie 4 Sekunden ein, 7 Sekunden aus (falls Sie aktivieren möchten, probieren Sie auch, den Atem zwischen Ein- und Ausatmung 5 Sekunden anzuhalten).
- Wiederholen Sie innerlich: „Ich öffne mein Herz“ oder „Maitri – liebevolle Güte“.
- Stellen Sie sich einen Moment der tiefen Verbundenheit vor – vielleicht mit einem Menschen, einem Tier, einem Ort.
- Atmen Sie diese Qualität langsam aus.
- Lassen Sie zu, dass sie Ihr Nervensystem durchströmt.

Dauer: 10 bis 20 Minuten
Wirkung: emotionaler Ausgleich, Co-Regulation, Herzverbindung

Integration in den Alltag

Damit der Vaguscode lebendig bleibt, darf er fließen – wie der Atem. Mit den folgenden kleinen Ritualen können Sie Ihr Nervensystem tagsüber immer wieder in Balance bringen:

Alltagssituation	**Mini-Vaguscode**
Vor einem Gespräch	3 tiefe Ausatmungen, Hand aufs Herz: „Ich bin präsent.“
Beim Autofahren	4-7-Atem mit dem Wort „Gelassenheit“
Nach einem Streit	Bauchhand, lange Ausatmung: „Ich bin sicher.“
Zu jeder vollen Stunde und vor dem Einschlafen	4-7-Atem: 4 Sekunden ein, 7 Sekunden aus – spüren

Alltagssituation	Mini-Vaguscode
Beim Zähneputzen	Innerliche Maitri-Affirmation: „Ich bin liebevoll mit mir.“

Abschließende Einladung

Der Vaguscode ist kein Wissen – er ist eine Erfahrung des bewussten langen Ausatmens im Jetzt. Seine Kraft entfaltet sich nicht im Verstehen, sondern im Wiederholen. Im Spüren. Im täglichen Innehalten.

Wenn Sie die vier Herzensqualitäten – Maitri, Karuna, Mudita und Upeksha – immer wieder in Ihr Leben einladen, dann werden Sie feststellen: Sie werden weicher, stärker, klarer und verbundener. Vielleicht nicht über Nacht. Aber Atemzug für Atemzug. In Ihrem Tempo. In Ihrem Rhythmus.

Sie sind eingeladen, diesen Weg weiterzugehen. Mit offenem Herzen. Mit klarem Geist. Und mit einem Nervensystem, das Sie unterstützt – nicht blockiert.

Atmen Sie aus. Und beginnen Sie jetzt.

Der Vaguscode lebt in Ihnen.

Nachwort

Ein persönlicher Abschied und ein Blick nach vorn

Während ich die letzten Zeilen dieses Buches schreibe, spüre ich eine tiefe Dankbarkeit. Dankbarkeit dafür, dass ich meine Erfahrungen, mein Wissen und meine Begeisterung für den Vagusnerv mit Ihnen teilen durfte. Diese Reise – sowohl meine eigene als auch die, die Sie durch dieses Buch hoffentlich beginnen konnten – ist für mich weit mehr als ein wissenschaftliches oder medizinisches Unterfangen. Sie ist ein Ausdruck dessen, was uns als Menschen ausmacht: die Fähigkeit, Heilung und Stärke in uns selbst zu finden.

Es hat mir große Freude bereitet, dieses Buch zu schreiben, weil ich daran glaube, dass in jedem von uns die Möglichkeit liegt, ein Leben voller Gelassenheit, Gesundheit und innerer Erfüllung zu führen. Der Vagusnerv, dieser unscheinbare „Heilungsnerv", ist dabei ein wunderbares Werkzeug, um diese innere Balance zu erreichen. Und doch ist er mehr als das – er erinnert uns daran, dass wir immer die Wahl haben, wie wir mit uns selbst und mit den Herausforderungen des Lebens umgehen möchten.

Ich wünsche mir von Herzen, dass dieses Buch Ihnen nicht nur neue Einsichten vermittelt hat, sondern auch praktische Werkzeuge, die Sie in Ihrem Alltag anwenden können. Vielleicht haben Sie bereits einige Übungen ausprobiert, kleine Momente der Ruhe gespürt oder erste Veränderungen in Ihrer Gesundheit und Ihrem Wohlbefinden bemerkt. Vielleicht hat dieses Buch auch neue Fragen aufgeworfen, Sie zum Nachdenken angeregt oder eine Tür zu einer tieferen Verbindung mit sich selbst geöffnet. Was auch immer es für Sie bewirkt hat, mein größter Wunsch ist, dass es Ihnen auf Ihrem Weg dient.

Ich möchte Sie dazu ermutigen, diese Reise fortzusetzen. Die Verbindung zu Ihrem Vagusnerv – und damit zu sich selbst – ist eine lebenslange Entdeckung. Es geht nicht darum, perfekt zu sein oder alles „richtig" zu machen. Es geht darum, mit Geduld und Mitgefühl immer wieder zum Wesentlichen zurückzukehren: zu Ihrem Atem, zu Ihrer Mitte, zu Ihrem inneren Gleichgewicht.

Für mich war das Schreiben dieses Buches nicht nur ein berufliches Projekt, sondern eine persönliche Herzensangelegenheit. Es hat mich daran erinnert, wie wichtig es ist, das, was wir lernen und erfahren, mit anderen zu teilen. Zu wissen, dass dieses Buch Sie vielleicht inspiriert, unterstützt oder begleitet hat, erfüllt mich mit Freude und Dankbarkeit.

Abschließend möchte ich Ihnen etwas mit auf den Weg geben: Seien Sie freundlich zu sich selbst. In einer Welt, die oft hektisch und anspruchsvoll ist, ist es nicht immer leicht, auf die eigene innere Stimme zu hören. Doch ich verspreche Ihnen, dass diese Stimme es wert ist, gehört zu werden. Ihr Vagusnerv ist der Schlüssel, um diese Verbindung zu vertiefen – ein stiller Verbündeter, der Sie in jeder Lebenslage unterstützt.

Ich danke Ihnen dafür, dass Sie sich die Zeit genommen haben, dieses Buch zu lesen, und dass Sie bereit sind, sich auf diese Reise einzulassen. Es erfüllt mich mit Freude zu wissen, dass dieses Wissen nun in Ihren Händen liegt. Möge es Ihnen helfen, inmitten der Herausforderungen des Lebens Momente der Ruhe, der Stärke und der Freude zu finden.

Von Herzen alles Gute für Ihren Weg!

Ihr Ingfried Hobert

Quellennachweise und weiterführende Literatur

Brandes, R., Lang, F. & Schmidt R. F. (Hrsg.) (2019): *Physiologie des Menschen* (32. Auflage). Springer.

Craig, A. D. (2014). *How Do You Feel? An Interoceptive Moment with Your Neurobiological Self.* Princeton University Press.

Dana, D. (2018). *Die Polyvagal-Theorie in der Therapie: Den Rhythmus der Regulation nutzen*. Probst.

Dana, D. (2020). *Arbeiten mit der Polyvagal-Theorie: Übungen zur Förderung von Sicherheit und Verbundenheit*. Probst.

Goleman, D. & Davidson, R. J. (2017): *Altered Traits: Science Reveals How Meditation Changes Your Mind, Brain, and Body*. Avery.

Hobert, I. (2004). *Die Medizin der Aborigines: Heilungsgeheimnisse eines magischen Kontinents*. Oesch.

Hobert, I. & Zitzer, S. (2024). *Die Ethno Health Apotheke: Die besten Heilpflanzenrezepturen unserer Erde* (5. Auflage). Via Nova.

Hobert, I. (2024): *Mantra Medizin: Die heilsame Kraft der Mantras zur Stärkung der inneren Ausrichtung* (2. Auflage). Via Nova.

Hobert, I. (2024): *Positive Psychologie: Die Quelle des Glücks*. IH.

Hobert, I. (2024): *Der Resilienz-Kompass: Wie Positive Psychologie, Achtsamkeit und innere Gelassenheit zu mentaler Stärke führen*. IH.

Kabat-Zinn, J. (2018). *Zur Besinnung kommen: Die Weisheit der Sinne und der Sinn der Achtsamkeit in einer aus den Fugen geratenen Welt*. Arbor.

Klein, G. N. (2022). *Der Vagus-Schlüssel zur Traumaheilung: Wie „Ehrliches Mitteilen" unser Nervensystem reguliert*. Gräfe und Unzer.

Levine, P. A. (1998). *Trauma-Heilung: Das Erwachen des Tigers*. Synthesis.

Nehls, M. (2015). *Alzheimer ist heilbar: Rechtzeitig zurück in ein gesundes Leben*. Heyne.

Porges, S. W. (2010). *Die Polyvagal-Theorie: Neurophysiologische Grundlagen der Therapie.* Junfermann.

Porges, S. W. (2017). *Die Polyvagal-Theorie und die Suche nach Sicherheit: Traumabehandlung, soziales Engagement und Bindung.* Probst.

Rosenberg, M. (2016). *Gewaltfreie Kommunikation: Eine Sprache des Lebens* (12., überarbeitete und erweiterte Auflage). Junfermann.

Sapolsky, R. M. (1998). *Warum Zebras keine Migräne kriegen: Wie Stress den Menschen krank macht.* Piper.

Schwartz, A. (2023). *Therapeutisches Yoga und Polyvagal-Theorie: Mit Yoga vom Trauma genesen.* Probst.

Schwartz, A. (2025). *Traumabehandlung mit Yoga: Die Nutzung der Polyvagal-Theorie in einer somatisch-orientierten Therapie.* Probst.

Siegel, D. (2012). *Der achtsame Therapeut: Ein Leitfaden für die Praxis.* Kösel.

van der Kolk, B. (2023). *Das Trauma in dir: Wie der Körper den Schrecken festhält und wie wir heilen können.* Ullstein.

Adressen

Kuren am Steinhuder Meer
Praxis für Gesundheit
Dr. med. Ingfried Hobert
Leinenweberstraße 19
31515 Steinhude am Meer
Tel. 05033-95030
www.drhobert.de
team@drhobert.de

Seminare, Ausbildungen und Reisen
EthnoMed-Akademie Dr. Ingfried Hobert
www.ethnomed.de

- Hobert Live Community – monatliche Live Sprechstunde
- Onlineausbildung in „Smarte Medizin", Teil 1 und Teil 2, mit Dr. Ingfried Hobert und Dr. Ruediger Dahlke
- Online Vagus-Challenge
- Ethno Trail Seminarreisen und Segeltörns mit Dr. Ingfried Hobert
- Ausbildung zum Ethno Health Coach
- Neurovitality / Longevity 6-Monats-Challenge: www.neurovitality.de

Naturmedizinrezepturen von Ethno Health
www.altes-heilwissen.de

YouTube-Kanal und Instagram-Videos
www.youtube.com/@dr.ingfriedhobert
www.instragram.com/dr.ingfriedhobert/

Der Vagusnerv und die Kraft der Vergebung

Ein heilender Weg zu innerem Frieden

Ein gesunder Vagustonus ist nicht nur eine Frage von Atmung, Ernährung oder Meditation – er ist zutiefst verbunden mit unserem emotionalen Erleben und der Fähigkeit, alte Verletzungen loszulassen.

Gerade ungelöste emotionale Spannungen, die mit Schuld, Scham, Kränkungen oder familiären Konflikten zusammenhängen, wirken wie chronische Stressoren im Nervensystem. Sie können unbewusst den Vagus bremsen – und damit den Zugang zu innerer Ruhe, Heilung und Selbstregulation blockieren.

Eine besonders kraftvolle Möglichkeit, diese inneren Fesseln zu lösen, bietet das Hoʻoponopono – ein tief wirkendes hawaiianisches Vergebungsritual, das Sie mit sich selbst, Ihren Mitmenschen und dem Leben versöhnen kann.

Diese Praxis hat mich so berührt und überzeugt, dass ich daraus einen eigenen Vergebungskurs entwickelt habe. Weil ich davon zutiefst überzeugt bin, stelle ich ihn kostenfrei zur Verfügung – als Geschenk für Ihr Nervensystem und Ihre Seele.

Hier geht es zum kostenfreien Kurs:

https://www.digistore24.com/product/418955/?voucher=mental

Nehmen Sie sich die Zeit für diesen Prozess. Sie werden spüren, wie sich etwas in Ihnen entspannt – wie Ihr Herz weicher wird und Ihr Atem tiefer fließt. Ho'oponopono kann ein Wendepunkt sein – hin zu mehr Frieden, Verbundenheit und einem starken, gesunden Vagusnerv.

Hier können Sie das Vortragsskript von Dr. Ingfried Hobert zur flow! summit 2023 kostenlos herunterladen: www.ethnomed.de/vagus

Weitere Titel aus dem Verlag Via Nova:

Die Ethno Health Apotheke

Die besten Heilpflanzenrezepturen unserer Erde
Indikationen, Anwendungen, Wirkungen
Dr. med. Ingfried Hobert

5. Auflage

Klappenbroschur, 320 Seiten, 100 vierfarbige Fotos, ISBN 978-3-86616-398-0

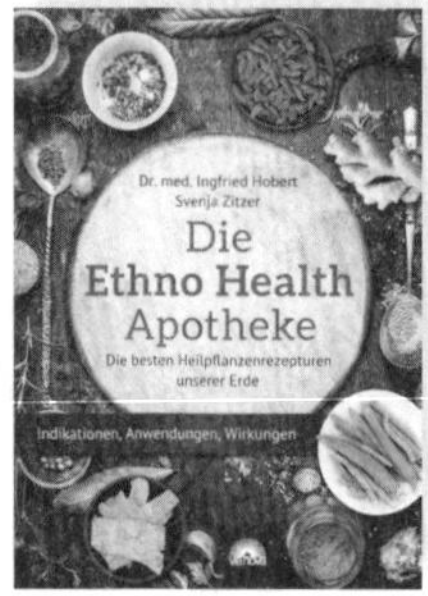

Was der Ethnomediziner Dr. Ingfried Hobert in langjähriger Arbeit in diesem Buch zusammengefasst hat, ist wirklich einmalig: Aus der »Naturschatzkiste« unseres Planeten hat er das traditionelle Heilwissen der Völker und Kulturen aus allen Zeiten und Kontinenten zusammengetragen und mithilfe modernster wissenschaftlicher Methoden und ausgewählter Spezialisten nach heutigem Stand geprüft. Das Ergebnis ist phänomenal: hocheffektive Heilpflanzenmischungen und vielfältige Rezepturen aus den verschiedensten Regionen der Welt, die wirklich helfen. Ein einzigartiges Heilwissensbuch, das uns auf ganz natürliche Weise in allen Bereichen unseres Lebens wirkungsvoll unterstützen kann. Diese genialen Rezepturen stärken die Lebenskräfte, regen die Selbstheilungsprozesse an, schenken Heilung, strahlende Gesundheit und Transformation. Dieses Buch gehört wie die Hausapotheke in jeden Haushalt!

Ethno Health Apotheke – KOMPAKT

Die 50 besten Naturmedizinrezepturen der Welt
Dr. med. Ingfried Hobert

2., überarbeitete Auflage

Via Nova KOMPAKT, 224 Seiten, 32 farbige Fotos
ISBN 978-3-86616-439-0
E-Book: ISBN 978-3-86616-416-1

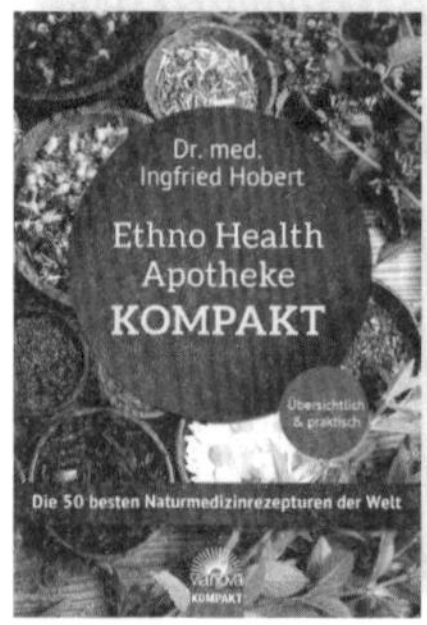

Erstmals wurden in diesem Nachschlagewerk die wirksamsten Rezepturen der Naturheilmedizin aus allen Kulturen und Ländern dieser Erde zusammengestellt. Übersichtlich geordnet nach den am häufigsten auftretenden Krankheiten und Symptomen unserer Zeit, bekommt der Leser hier kompaktes Heilwissen von unschätzbarem Wert an die Hand – ausschließlich für den praktischen Gebrauch und die sofortige Anwendung gedacht. Alle naturheilmedizinischen Empfehlungen in diesem Buch wurden in langjähriger Arbeit von dem bekannten Ethnomediziner Dr. Ingfried Hobert gewissenhaft erforscht und wissenschaftlich geprüft. Ein kompakter Ratgeber der globalen Naturheilkunde, der in keiner Hausapotheke fehlen sollte! Mit zahlreichen Hinweisen für nachhaltige Gesundheit und natürliche Heilung.

Mantra Medizin

Die heilsame Kraft der Mantras zur Stärkung der inneren Ausrichtung
Dr. med. Ingfried Hobert

2. Auflage

Klappenbroschur, 224 Seiten, ISBN 978-3-86616-517-5

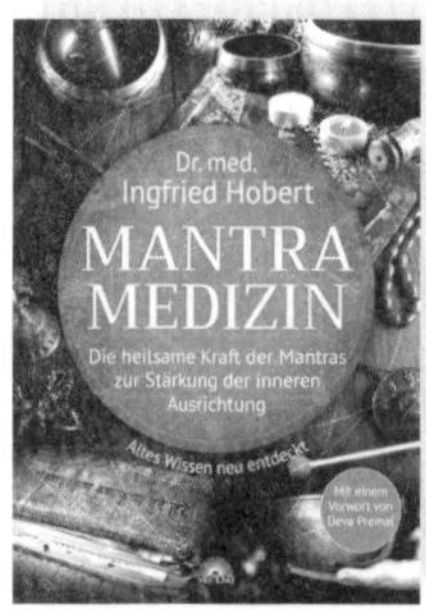

Seit Anbeginn der Menschheit begleiten uns Mantras als Wegbereiter, Türöffner, Geburtshelfer neuer Gedanken und Felder sowie als Transformationshelfer hin zu strahlender Gesundheit. Sie verbinden uns mit etwas Größerem, das uns Wachstum und Erkenntnis bringt. Sie können Botschafter der Liebe sein und uns wie ein liebevoller Freund unterstützen und nähren. Sie bringen unser Herz ins Schwingen, können unser Leben tragen, schaffen ein Gefühl von Verbundenheit und geben Halt. So sind sie ein äußerst wichtiger Teil jedes Heilungsprozesses. Mantramedizin bedeutet, auf psychoemotionaler Ebene die Rahmenbedingungen zu schaffen, unter denen Selbstheilung besser und sicherer gelingen kann. Innehalten und Gewahrsein entwickeln sind die Schlüssel einer Medizin der Zukunft. Mantramedizin setzt genau hier an und geht an die Wurzel, an der Krankheit beginnt und aufgelöst werden kann.

Heilgeheimnisse aus Tibet

Verborgene Kraftpotenziale mobilisieren

Dr. med. Ingfried Hobert

Überarbeitete Neuausgabe mit neuer Ausstattung

Klappenbroschur, 272 Seiten, ISBN 978-3-86616-545-8

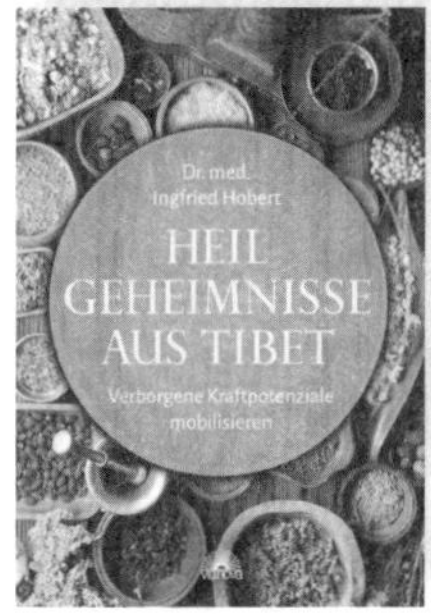

Entdecken Sie die transformative Kraft tibetischer Lebensweisheit für Ihre Gesundheit und Vitalität. Dieses Buch nimmt Sie mit auf eine berührende Reise, auf der altes Heilwissen aus Tibet mit unserem modernen Leben verwoben wird, um ungeahnte innere Potenziale zu entfesseln. Es beleuchtet mit großer Tiefe und breitem Wissen, wie wir durch die Schatten unseres Unbewussten navigieren können, um die darin verborgenen schmerzlichen Wahrheiten zu erkennen und zu heilen. Mit jedem aufgedeckten Geheimnis öffnet sich eine Tür zu unseren inneren Kraftquellen, die es uns ermöglichen, nicht nur unsere Perspektive, sondern auch unsere Gesundheit und unser Wohlbefinden radikal zu verwandeln. Dieses Buch ist mehr als nur eine Lektüre. Es ist ein Wegweiser zu einer tiefgreifenden Selbstentdeckung und Heilung, indem es uns lehrt, die Schmerzen und Herausforderungen des Lebens als Schlüssel zu unserer ungenutzten Lebenskraft zu sehen.

Yogatherapie und ganzheitliche Medizin

Vorbeugung und Heilung von Krankheiten – Yoga-Übungen für Anfänger und Fortgeschrittene

Remo Rittiner / Dr. med. Ingfried Hobert

Neuausgabe mit neuer Ausstattung

Klappenbroschur, 184 Seiten, 400 farbige Fotos
ISBN 978-3-86616-514-4

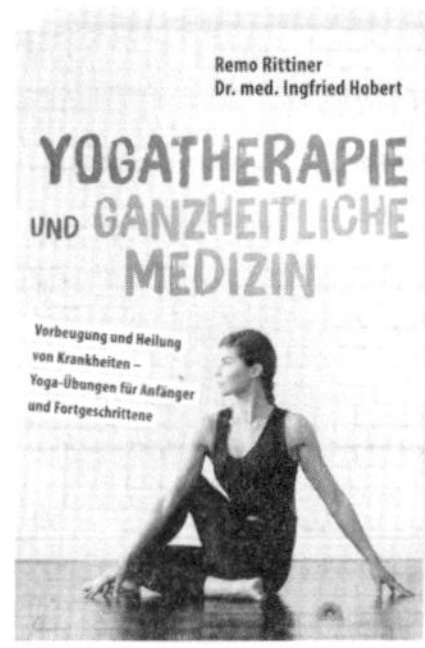

Dieses Buch ist für all jene Menschen geschrieben, die an chronischen Krankheiten leiden und nach neuen Wegen der Heilung und Linderung ihrer Beschwerden suchen. Vor dem Hintergrund ganzheitlicher Psychosomatik haben der erfahrene Yogatherapeut Remo Rittiner und der naturheilkundliche Mediziner Dr. Ingfried Hobert spezifische Yogaprogramme entwickelt, die sich schon bei vielen Patienten erfolgreich bewährt haben. Ob Hüftarthrose, Heuschnupfen oder Bandscheibenvorfall, ob Übergewicht, Depression oder Burnout, wer sich auf dieses Übungsprogramm einlässt, hat beste Chancen, seinen Gesundheitszustand ganz wesentlich zu verbessern. Die einzelnen Übungen sind in klarer und verständlicher Form mit vielen Fotos dargestellt und für jeden leicht zu erlernen.

Yoga und ganzheitliche Medizin bei Krebserkrankungen

Remo Rittiner / Dr. med. Ingfried Hobert

DVD, Laufzeit: 72 Minuten, ISBN 978-3-86616-309-6

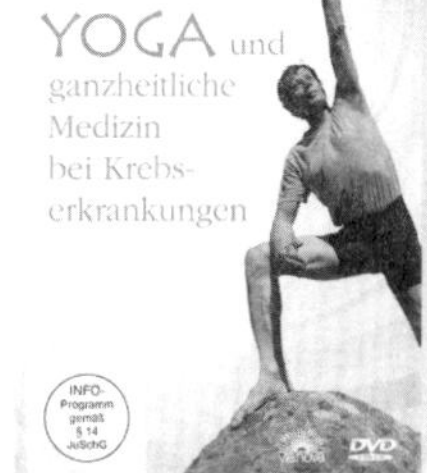

Viele Menschen sind von Brust- und Prostatakrebs betroffen und sind auf der Suche, die Ursachen dieser schweren Krankheiten zu verstehen. Diese DVD erklärt wesentliche Zusammenhänge aus der Sicht der Psychosomatik und ganzheitlichen Medizin. Das Verständnis bietet Chancen für die weitere Entwicklung. Dadurch wird es möglich, einen positiven Umgang mit dieser Krankheit zu finden, der die eigenen Heilkräfte aktivieren kann. Mit spezifischen, bewährten Yogaprogrammen kann die Selbstheilung auf wunderbare Weise durch Körper- und Atemübungen, Reflexion und eine neue geistige Ausrichtung unterstützt werden. Diese DVD ist für alle Menschen geeignet, die bereit sind, selbst etwas zu ihrer Heilung beizutragen.

Spiraldynamik® – Achtsame Körperhaltung

Die besten Übungen für ein neues Körperbewusstsein

Renate Lauper / Dr. med. Christian Larsen

Überarbeitete Neuausgabe mit neuer Ausstattung

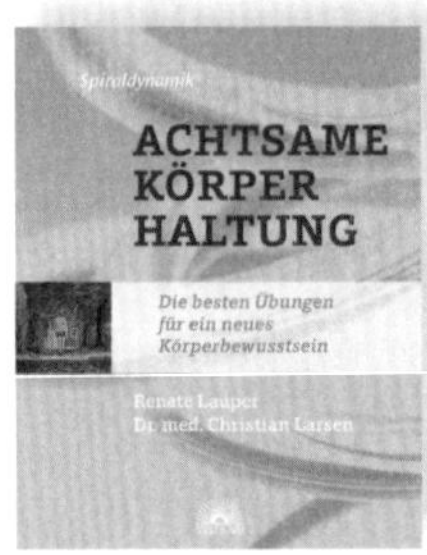

Klappenbroschur, 176 Seiten, 120 farbige Abbildungen
ISBN 978-3-86616-533-5

Entdecken Sie in diesem Buch die preisgekrönte und tausendfach bewährte Erfolgsmethode der Spiraldynamik, die auf einer gänzlich neuen Betrachtung des evolutionären menschlichen Bauplans basiert. Das Buch zeigt einen konkreten und anatomisch sinnvollen Weg, wie Sie sich körperlich verändern und aufrichten können. Erfahren Sie, wie durch die Bewusstheit der körperlichen Bewegung und Haltung ein vollkommen neues Lebensgefühl geweckt werden kann – frei von Beschwerden, zentriert, präsent, selbstbewusst, in Würde, kraftvoller Lebendigkeit und Ausstrahlung. Bahnbrechende Einsichten über die menschliche Anatomie und ihre Bewegungen werden hier ganz praktisch und konkret in einem perfekt aufeinander abgestimmten Übungsprogramm vermittelt, das behutsam und nachhaltig in die Aufrichtung führt. Achtsamkeit bedeutet, Körperbewusstsein im Alltag zu kultivieren.

Psychosomatische Energiemassage

Auflösung von Blockaden, Heilung von körperlichen Beschwerden, Aufladen der Feinstoffebenen, Reinigung der Psyche

Friedrich Butzbach

3. Auflage

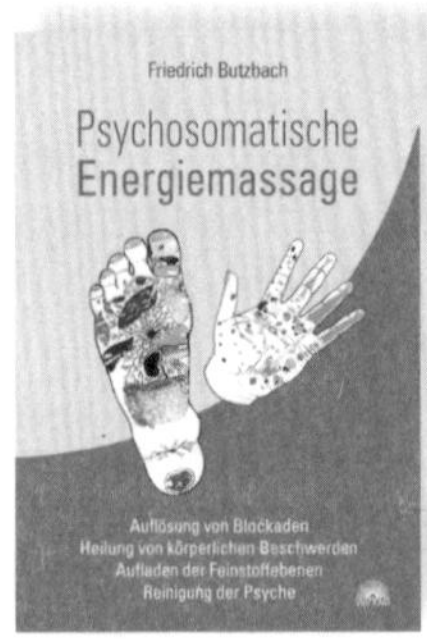

Paperback, 144 Seiten, 70 farbige Fotos und Grafiken
ISBN 978-3-86616-370-6

Schon mit seinem ersten Band begeisterte der Autor Friedrich Butzbach sowohl Praktiker als auch Laien und auch das vorliegende Buch vermittelt ganz neue energetische Zusammenhänge zwischen Fußreflexzonen und seelisch-körperlichen Prozessen. Mit diesen innovativen Massagemethoden lassen sich unter anderem selbst tiefe seelische Blockaden und nervliche Störungen abbauen und zugleich vielfältige heilsame Wirkungen für Körper und Psyche initiieren. Im Gegensatz zur herkömmlichen Fußreflexzonenmassage wird hier mit der körpereigenen Energie des Massierenden gearbeitet. Die Massage wird mit leichtestem Hautkontakt und zeitweilig ohne Berührung des Fußes ausgeführt. Der Massierte spürt, wie der Energiefluss seinen gesamten Körper durchzieht, und befindet sich dabei in einer Tiefenentspannungsphase, in der sich nervliche und seelische Blockaden lösen.

Die Unsterblichkeit der Seele

Intuition, Willenskraft und Weisheit – Die Essenz der Yogaphilosophie

Ralph Skuban

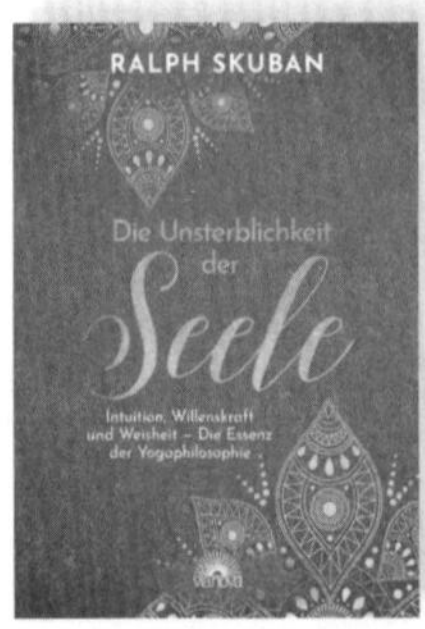

Klappenbroschur, 160 Seiten, ISBN 978-3-86616-516-8

In der Identifikation mit dem körperlichen Aspekt unserer Existenz fehlt uns offenbar, was alle Traditionen immer wieder lehren: Wir sind trotz der Vergänglichkeit des Körpers unsterblich. „Woher kam, was uns das Leben schenkte, und wohin wird es gehen, wenn wir das Leben einmal aushauchen?" In diesem Buch geht es um die Kernfragen des Menschen. Vor dem Hintergrund des Yoga entfaltet es, worauf es im Leben ankommt: Was ist Leben? Wie wirklich ist die Wirklichkeit? Ich bin mehr als mein Körper. Wege zum inneren Frieden. Der ganze Schatz liegt in mir selbst. Über den Wunsch, Gott zu sehen. Glück und Glückseligkeit. Inneren Frieden finden in der Stille des Atems. Dieses Buch zeigt einfühlsam und argumentativ, wie wir falsche Konzepte und Identifikationen aufgeben können, damit wir existenziell erkennen und begreifen, wer und was wir in Wirklichkeit sind und dass das Glück in uns selbst liegt.